VOCÊ
PRECISA
SABER

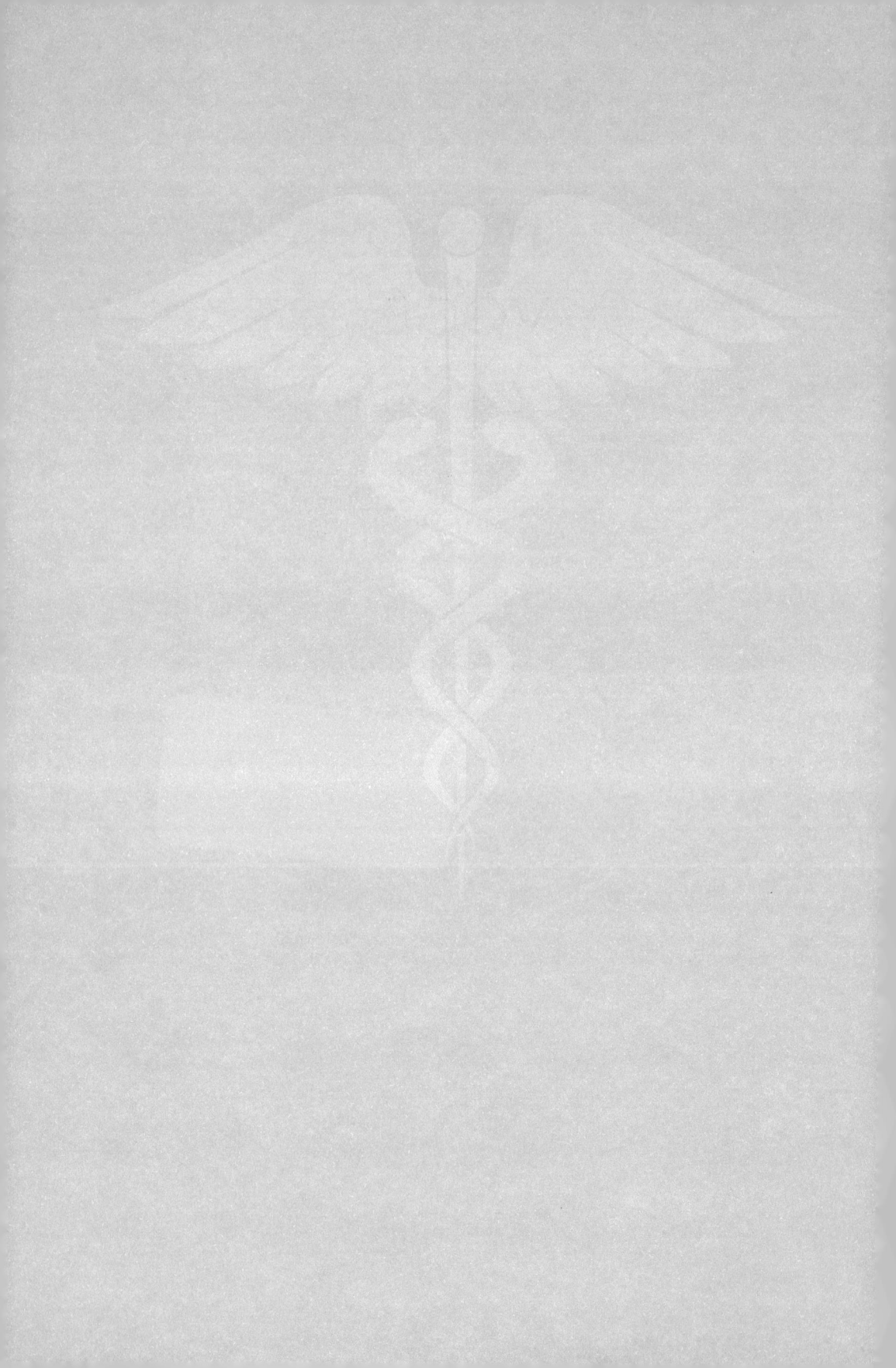

VOCÊ PRECISA SABER

Tudo sobre a medicina do futuro

DRA. THAISA ALBANESI
DR. BRUNO PITANGA
DRA. DAYSE CALDEIRA
DR. ROBERTO AMARAL

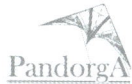

Todos os direitos reservados
Copyright © 2015 by Editora Pandorga

Coordenação Editorial
Silvia Vasconcelos

Produção Editorial
Thaluana Meira

Capa e Projeto Gráfico
Lumiar Design

Revisão
Sandra Schamas
Tassia Carvalho

Alline Salles (AS Edições)

Texto de acordo com as normas do Novo Acordo Ortográfico da Língua Portuguesa
(Decreto Legislativo nº 54, de 1995)

Dados Internacionais de Catalogação na Publicação (CIP)
Ficha elaborada por: Tereza Cristina Barros - CRB-8/7410

Você precisa saber : tudo sobre a medicina do
futuro / Thaisa Albanesi...[et al.]. —
1. ed. — São Paulo : Pandorga, 2015.
184 p. ; 16 x 23 cm.

Outros autores: Bruno Pitanga, Dayse Caldeira,
Roberto do Amaral.
ISBN 978-85-8442- 105-3

1. Emagrecimento - Aspectos nutricionais
2. Hábitos alimentares 3. Hormônios 4. Médico
e paciente 5. Nutrição 6. Nutrologia 7. Qualidade
de vida. 8. Saúde - Aspectos nutricionais
I. Albanesi, Thaisa II. Pitanga, Bruno
III. Caldeira, Dayse IV. Amaral, Roberto do.
V. Título: Tudo sobre a medicina do futuro.

30.09/032-2015   CDD- 613

2015
IMPRESSO NO BRASIL
PRINTED IN BRAZIL
DIREITOS CEDIDOS PARA ESTA EDIÇÃO À
EDITORA PANDORGA
AVENIDA SÃO CAMILO, 899
CEP 06709-150 - GRANJA VIANA - COTIA - SP
TEL. (11) 4612-6404

WWW.EDITORAPANDORGA.COM.BR

SUMÁRIO

Sobre os autores [7]

Introdução [13]

CAPÍTULO 1 – A cura de todos os males [17]

CAPÍTULO 2 – Como ser magro e saudável para sempre [33]

CAPÍTULO 3 – Desvendando os mitos alimentares para uma vida saudável [53]

CAPÍTULO 4 – Hormônios e transtornos hormonais [83]

CAPÍTULO 5 – Sexo é vital [125]

Conclusão [166]

GLOSSÁRIO [169]

BIBLIOGRAFIA [177]

SOBRE OS AUTORES

DRA. THAISA ALBANESI

Formada pela Faculdade de Medicina de Jundiaí, iniciou sua jornada como médica pela residência de Clínica Geral em hospital do SUS. No entanto, após vários acontecimentos e ao observar tantas degenerações decorrentes das doenças crônicas, da má alimentação, do impacto do estilo de vida moderno na saúde e, principalmente, da falta de orientação médica sobre como cuidar da saúde, decidiu buscar uma visão diferenciada e moderna da prática de medicina durante sete anos, voltando seus estudos para uma medicina de saúde.

Foi para os Estados Unidos da América e se especializou em Medicina funcional, Metabolismo, Nutrição metabólica, Medicina esportiva e *Age management*, aprofundando-se em uma compreensão completa do ser humano, para conectar todas as esferas que envolvem a saúde.

Apresentou trabalhos científicos no Brasil e na Suíça sobre como humanizar mais a medicina e sobre a formação do estudante de medicina.

Dra. Albanesi é membro do *Institute of Functional Medicine* (IFM), do *Age Management Medicine Group* (AMMG) e da *American Academy of Anti-aging Medicine* (A4M).

Participa, anualmente, de diversos *fellowships* internacionais para uma medicina sempre atualizada, e hoje atua em seu consultório em frente ao parque Ibirapuera, em São Paulo, atendendo desde crianças até idosos, desde pessoas com doenças já instaladas até aquelas que querem melhorar a qualidade de vida e performance.

Dra. Thaisa Albanesi Santos
INSTAGRAM: @dra.thaisa
(11) 4371-2786
Rua Manoel da Nóbrega, 1944
CEP: 04001-006 Ibirapuera - São Paulo-SP

DR. BRUNO PITANGA

Médico formado pela Universidade Gama Filho, RJ, com especialização em Ortopedia e traumatologia, Cirurgia do ombro e do cotovelo, e pós-graduado em Nutriendocrinologia, Bruno Pitanga atende desde 1995. Doutor em neuroimunologia, neurocientista, professor universitário, conferencista e espiritualista. Link plataforme lattes: HTTP://lattes.cnpq.br/8693024135095953.

Acesse http://brunopitanga.com.br e conheça seu mais recente trabalho.

DRA. DAYSE CALDEIRA

Depois de mais de uma década como médica anestesiologista, não se conformava com a medicina tradicional, que considera ser meramente paliativa. Para cada sintoma, existe um remédio, no entanto, remédios não curam ninguém! Eles não resolvem a causa da doença; apenas remediam uma situação que poderia ser evitada com uma atitude descomplicada. Essa atitude se chama "prevenção". Hoje, trabalha com foco em saúde, por meio de uma medicina preventiva e integrativa, acrescentando qualidade à vida de seus clientes com novos hábitos alimentares, níveis hormonais equilibrados e exercícios físicos regulares.

Dra. Dayse Caldeira é formada em Medicina pela Universidade Severino Sombra (USS), com residência médica em Anestesiologia e pós-graduação em Terapia intensiva, Nutrologia, Obesidade e emagrecimento, sendo pós-graduanda em Ciências da fisiologia humana. É membro do grupo Longevidade Saudável, da Sociedade Brasileira para Estudo da Fisiologia (SOBRAF), da *American Academy of Anti-aging Medicine* (A4M), da *International Hormone Society* (Hs), da *World Society Interdisciplinary Anti-Aging Medicine* (WOSIAN) e da Associação Médica Brasileira de Prática Ortomolecular (AMBO).

> Dra. Dayse Caldeira
> Equipe Dr. Victor Sorrentino/SP
> (+55)11 3530-1544
> Av. Rebouças, 3377
> CEP: 05401-400 São Paulo-SP

DR. ROBERTO AMARAL

Dr. Roberto Franco do Amaral Neto é graduado em Medicina pela Universidade Sombra (USS), 1997. Em seguida, embrenhou-se em plantões de prontos-socorros e ambulâncias de emergências médicas em Campinas e região, e em São Paulo por sete anos, período em que tomou muito gosto pelo contato direto com os pacientes. Em 2006, iniciou residência em Patologia Clínica/Medicina Laboratorial pelo Hospital Sírio-Libanês de São Paulo e cursou um ano de clínica médica no Hospital dos Servidores Estaduais na mesma cidade, para, depois, ser transferido para a Universidade Federal de São Paulo, onde cursou dois anos de Medicina Laboratorial.

Nascido em família de médicos, assistiu de perto ao crescimento do laboratório Franco do Amaral, em Campinas, administrado pelo seu avô, Dr. Roberto Franco do Amaral (*in memoriam*) e seu pai, também médico, Dr. Ricardo Franco do Amaral, laboratório que se tornou referência em Campinas e região, em análises clínicas, até os dias de hoje.

Sempre em contato com seu grande amigo de faculdade, Dr. Leonardo Higashi, nutrólogo, endocrinologista e ortomolecular, com família de muito renome no Brasil, o qual sempre o incentivou a entrar nessa área, passou a se aprimorar em olhar o paciente de forma holística, buscando entender o porquê daquela situação, e não apenas remediando. Fez seu primeiro curso Introdutório em Modulação Hormonal com Dr. Ítalo Rachid, pela Longevidade Saudável em 2009, apaixonando-se pela área de modulação hormonal e antienvelhecimento, na época, uma novidade no país, mas que já tinha dez anos de existência nos EUA. Em seguida, cursou pós-graduação em Nutrologia pela Associação Brasileira de Metrologia e continuou seus estudos na área, participando de congressos no exterior e de vários outros pelo Brasil afora.

Hoje, cursa pós-graduação em Nutriendocrinologia com o renomado médico Dr. Lair Ribeiro, por quem Dr. Roberto nutre grande admiração. Além disso, passou a ser convidado constantemente a ministrar palestras e participar de programas de televisão falando sobre esse novo olhar da medicina.

Atualmente, depois de cinco anos de consultório, mais de três mil pacientes atendidos, Dr. Roberto é uma referência nacional na área e atende pacientes do mundo todo, sempre tentando proporcionar-lhes melhora na qualidade de vida, prevenir doenças ou até tratá-las de forma mais natural, seja com alimentação, seja com suplementos naturais.

Roberto Franco do Amaral Neto
(16) 99381-6233/ (16) 3253-0105
Av. Dr. Moraes Salles, 2505
www.robertofrancodoamaral.com.br
INSTAGRAM: @drrobertofrancodoamaral
TWITTER: doutorsaude

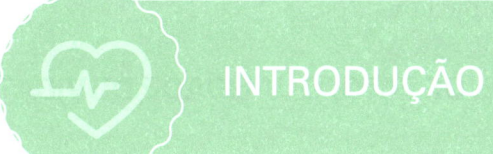

INTRODUÇÃO

O médico do futuro, e o futuro é agora, tem a função de conselheiro da saúde, e não apenas gerenciador e administrador de medicamentos, como acontecia alguns anos atrás. O fato é que a relação médico/paciente está mudando, e mudando para melhor. Depois de um perído crítico, quando, da parte do médico, a falta de envolvimento e a rigidez ao cumprir protocolos eram confundidas com profissionalismo e, da parte do paciente, havia uma atitude passiva, sonhando e esperando um milagre, uma medicação que resolvesse seu problema rapidamente, surgiu a necessidade de mudança.

Nas mais avançadas áreas da medicina, o foco deixou de ser a doença e passou a ser a prevenção, ou seja, o indivíduo é, em princípio, tratado como um todo. Ele é fruto de seus hábitos, de sua alimentação, forma física e até de seus pensamentos. O médico é atento a cada paciente e, muitas vezes, o especialista faz o papel do clínico, tratando seu paciente de modo mais holístico. O paciente passa a assumir responsabilidade por sua saúde, participa do processo e até opina no que é melhor para seu bem-estar. Tudo em prol de uma qualidade de vida melhor.

MAS, O QUE É, DE FATO, QUALIDADE DE VIDA?

Quando ouvimos alguém nos dizer que, depois de um determinado acontecimento, resolveu mudar, e que, a partir de então, só quer ter qualidade de vida, sempre imaginamos que essa pessoa acabou de tomar uma atitude radical. Essa decisão poderia ser mudar completamente de atividade profissional ou de padrão de vida, vender tudo e mudar de cidade, até mesmo mudar de país, encarar o divórcio ou o casamento, entre outras. Porém, após um pouco de observação e reflexão, sem, é claro, trabalhar um pouquinho a inveja que sentimos com a disponibilidade para mudanças do outro, vemos que as coisas nem sempre são o que parecem ser. E todos nós sabemos muito bem que mudar é difícil.

O conceito de qualidade de vida está ligado ao conceito de felicidade, e a felicidade, segundo os espiritualistas, é o aqui e agora, o viver cada momento com intensidade e consciência. Sem carregar o peso do passado nem a volatilidade da ansiedade por um futuro idealizado, ainda que bem distante do real.

Qualidade de vida é comer bem, dormir bem, fazer exercício, ter tempo para a família e para o lazer, estar bem consigo mesmo. Mas será que é fácil? Será que eu acordo de manhã morrendo de vontade de fazer exercício, de correr no parque ou pedalar, faça chuva ou faça sol? Aposto que não. Quem nunca acordou numa manhã fria e pensou: *Ah... hoje eu não vou?* Será que eu acordo de manhã, olho-me no espelho e digo: *Eu me amo, eu me adoro, eu não posso viver sem mim?* Será que sempre resisto àquelas delícias muito doces ou cheias de gorduras que já estão prontinhas para comer, e vou preparar minha salada colorida? O ser humano é acomodado, e o grande segredo para ele alcançar resultados é sair da situação de conforto, pois o bem-estar vem depois.

Qualidade de vida é um exercício constante que vai mudando junto com a pessoa, buscando o que é bom para ela aqui e agora!

Acompanhando esse anseio da maioria dos seres humanos, a medicina do futuro, com seus inúmeros avanços, nos traz essa inovadora visão do paciente como um microcosmo único, que faz parte do macrocosmo total. Ela nos apresenta a relação de parceria entre médico/paciente para que, juntos, descubram o equilíbrio salutar e a tão esperada qualidade de vida. O paciente não pode e não deve ser apenas "paciente". Precisa ser mais participativo e entender que também depende dele a prevenção ou a cura, assim como a disposição que ele tem para se ajudar. E o médico precisa ser mais abrangente, mais observador, um verdadeiro detetive que vai descobrindo o que é bom para cada indivíduo.

Ao abordar um assunto tão atual, como a qualidade de vida, este livro traz muitas novidades. É inédito, revigorante, tem uma comunicação clara com o leitor e apresenta uma nova visão da medicina e da saúde, enfocando os mais avançados tratamentos e prevenção da obesidade, do envelhecimento, da sexualidade, da importância dos hormônios no bom funcionamento desta máquina complexa e maravilhosa que é o corpo humano.

Os médicos que participam do projeto são *experts*, estudiosos, jovens idealistas que conseguem transmitir com otimismo o que pode ser feito, em vários níveis, para obtermos uma vida saudável, equilibrada e, consequentemente, feliz. Midiáticos, têm incontáveis seguidores no Instagram, e agora nos presenteiam com este livro que, sem dúvida, precisa estar na cabeceira de todos que querem algo diferente para uma vida mais saudável.

Dividido em cinco capítulos, sendo cada um de autoria de um especialista no assunto, a obra aborda, em linguagem direta e simples, informações otimistas e esclarecedoras sobre o que há de mais novo nesse vasto campo da saúde e do bem-estar.

Uma leitura que vale a pena!

Sandra Schamas
Profissional do livro

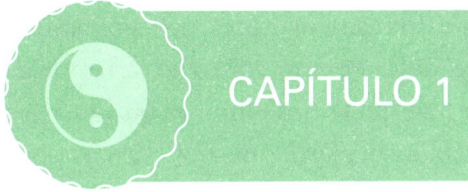

CAPÍTULO 1

A CURA DE TODOS OS MALES

Dra. Thaisa Albanesi

Não há, na medicina e em nenhuma outra ciência, a cura propriamente para nenhuma doença. Isso acontece porque o próprio corpo tem esse poder. Tal afirmação talvez pareça contradizer nossa visão atual, seja como médicos, quando aprendemos a acreditar que detemos o poder de cura de alguma patologia, seja como leigos, quando esperamos sempre uma pílula moderna e revolucionária que irá curar os nossos males. Em ambas as situações, isso não é real.

A SOCIEDADE DA DOENÇA

"Não é sinal de saúde estar bem adaptado a uma sociedade doente."

Jiddu Krishnamurti

Com a medicina tradicional, conseguimos amenizar sintomas, retardar as manifestações de doenças, e dispomos de equipamentos ultramodernos para diagnósticos e tratamentos, algo extremamente valioso e fundamental para que possamos continuar nossas atividades até hoje. Porém, com isso, criamos a realidade do imediatismo, em que queremos eliminar qualquer moléstia do organismo o mais rápido possível, sem nos darmos conta de que nosso corpo é muito inteligente, e ele está, a todo instante, nos enviando sinais do que não está certo. É como se ele estivesse falando conosco a todo momento. Uma dor de cabeça que surge ou uma enxaqueca que nunca regride, tendo picos de idas e vindas; uma digestão ruim ou uma diarreia após a ingestão de determinado alimento; oscilações de humor contínuas; alterações do ciclo menstrual; irritabilidade excessiva; baixa libido; dores crônicas ou agudas; todos esses sintomas são mensagens que o nosso organismo nos envia para dizer que há algo ali, dentro dele, que não está bem. Alguma coisa que estamos fazendo está agredindo nosso corpo. Obviamente, se tivéssemos uma segunda boca e ela pudesse se manifestar na mesma linguagem que a nossa, tudo seria mais simples. Porém, a natureza em sua perfeição já nos fez de tal modo que esses sintomas sejam claros, uma óbvia indicação de que há algo de errado. A dor, evolutivamente, é, por si só, um sinal de que estamos com alguma emergência interna que precisa ser avaliada e resolvida; é o instinto de sobrevivência do corpo que soa como um alarme para que observemos o que está ocorrendo.

Mas o que nós fazemos? Apenas silenciamos essa comunicação sem tentar entender o que há de errado. E hoje pagamos altos preços por essa opção. Conseguimos, sim, com muita eficácia, amenizar ou minimizar esses sintomas por meio do uso de substâncias químicas dentro de nós, no entanto, não corrigimos nem mudamos a verdadeira causa que gera essas alterações, as quais, após muitos anos de degenerações sendo "caladas", culminam em doenças que bem conhecemos: diabetes, pressão alta, acidente vascular, infarto do miocárdio, úlceras, até os tão temidos cânceres.

O próprio câncer está sendo considerado, hoje, nos Estados Unidos e na Europa, não mais como uma doença, e sim como uma epidemia decorrente do nosso estilo de vida atual: toxinas ambientais às quais somos expostos, alimentação, hábitos inadequados e nível de estresse elevado. Mas muito antes de um câncer surgir em nosso organismo, muitos sinais, mesmo que sutis, são enviados a nós: zumbidos, dores de cabeça, má digestão, sangramento na urina, baixa resistência imunológica, fadiga, depressão etc., porém estamos habituados a mascará-los em vez de entendê-los.

A MEDICINA DA DOENÇA

A cultura imediatista vem do nosso estilo de vida, segundo o qual não podemos parar nenhum momento para manter a produtividade a qualquer custo, e vem também, muitas vezes, da parte de nós, médicos, que somos treinados assim desde a faculdade e continuamos com essa mesma visão. Atualmente, temos uma medicina de doença.

Tornamo-nos especialistas em tratar as mais diversas patologias e os mais variados órgãos, mas não aprendemos a cuidar da saúde. Somos bons em eliminar, mesmo que momentaneamente, dores, mas não dominamos o significado delas. Não curamos a diabetes, mas podemos medicá-la para que se mantenha sob controle. Não se cura um câncer, mas pode-se retirá-lo do corpo ou fornecer radiações e substâncias para destruir todas as suas células. Não curamos uma hipertensão arterial, um infarto do miocárdio, uma artrite, doença de Alzheimer ou uma síndrome de ovários policísticos, mas podemos medicá-los para aliviar ou mascarar seus sintomas e suas manifestações.

E tudo isso tem um alto preço para o corpo humano: diversas substâncias sintéticas são colocadas dentro de nós sem que o nosso corpo saiba o que fazer com elas e gaste todos os seus esforços para tentar eliminá-las devido à sua grande sobrecarga. Assim, enquanto um órgão ou sintoma está sendo aliviado, diversos outros são danificados neste ciclo sem fim. Resultado: excelente para a indústria farmacêutica, pois, dessa forma, sempre terá consumidores, e extremamente danoso ao corpo humano, que hoje vive uma triste realidade: cada vez com mais longevidade, porém com menos qualidade de vida. Conseguimos perceber, de maneira clara, o quão negativamente isso está nos impactando quando observamos que temos acesso e disponibilidade muito maior a medicamentos e tratamentos do que tínhamos há cinquenta anos, no entanto, enfrentamos uma proporção gigantescamente maior de doenças e degenerações do que tínhamos antes. Não precisamos ir longe para depararmos com exemplos de doenças, como o Alzheimer, que, no passado, era muito mais rara e hoje quase todas as pessoas conhecem algum vizinho, pai de amigo ou parente acometido por esse mal.

FICAR VELHO OU ENVELHECER?

Temos, atualmente, dados estatísticos alarmantes de que o brasileiro vive um quarto de sua vida incapacitado! E, portanto, devemos nos perguntar: quem quer viver muito mais do que a média que tínhamos como referencial, porém com uma série de degenerações, incapacitações e excesso de remédios, com dores crônicas, sequelas de doenças adquiridas, necessitando de ajuda e cuidados o tempo todo?

Não tenho dúvidas de que a resposta negativa a isso é unânime, pois, se temos conhecimento e condições de aumentar a longevidade, é para que possamos aproveitar cada instante, viajar, experimentar coisas novas, curtir momentos ao lado daqueles que amamos, ou seja, fazermos aquilo que sabemos, pela ciência, que o corpo humano foi preparado para fazer: viver ao máximo sua longevidade com o máximo de suas capacidades física, mental e emocional.

Sim, o corpo humano tem total condição de viver essa realidade, e isso nos mostra como estamos indo em direções completamente opostas à nossa natureza quando acreditamos que envelhecer é sinônimo de fraqueza, de doenças, de baixa capacidade cognitiva e física. E agora preste muita atenção: não é normal envelhecer e tomar remédio para pressão, para diabetes, para colesterol, ter perda de memória, ter dores na coluna ou em qualquer outro lugar ou mesmo um físico com baixa massa muscular! Isso é ficar velho, e não envelhecer!

Por esse motivo, nossa saúde tem de ser nossa responsabilidade também, e não podemos deixá-la apenas na mão de terceiros ou da ciência.

QUAL O PAPEL DO MÉDICO DO FUTURO?

Nas próximas décadas, o papel do médico irá mudar bastante. Hoje, o conhecimento e as decisões estão centradas nos profissionais da medicina, com acesso a tecnologias e informações das mais diversas formas. O fato é que já estamos vivenciando uma mudança nos dias atuais, pois as pessoas estão cada vez mais se aprofundando nas causas e consequências de doenças e, mais do que isso, começam a buscar por conta própria métodos e meios para serem mais saudáveis. E aí que está uma transição que considero fundamental: em vez de o médico ser o detentor de todas as informações, diagnóstico e tratamento final, ele deverá discutir com seus pacientes sobre a melhor abordagem, deverá fazer com que se interessem e entendam o que está ocorrendo em seu próprio organismo e, assim, abranjam as mais diversas formas de equilíbrio e saúde em relação a alimentação, atividade física, sono, padrões mentais limitantes, o que é necessário repor no corpo e o que pode ser eliminado. Enfim, o médico deverá ser muito mais aconselhador e direcionador de condutas de saúde do que prescritor de medicamentos. Essa é a forma que vejo e acredito ser o presente e o futuro ideais da medicina, em que o foco não está na doença, mas na pessoa; está em sermos realmente especialistas em gente.

SOMOS PACIENTES OU CORRESPONSÁVEIS PELA SAÚDE?

O interesse sobre a saúde tem de aflorar em nós mesmos não apenas quando a perdemos, que é o mais comum, mas precisamos entender que as doenças se manifestam no organismo primeiro pelo padrão vibratório, seja pela qualidade dos nossos pensamentos, seja pela forma como estamos expondo o nosso corpo. A alimentação, por exemplo. Precisamos diferenciar entre "matar a fome" e "nutrir o corpo", o que é de total responsabilidade nossa. Dizer que não há tempo para melhores escolhas não pode ser um pretexto, pois o tempo que delegamos agora aos cuidados com a saúde nos será tomado no futuro para cuidarmos de doenças. A exposição a toxinas em grande quantidade e o sedentarismo, por exemplo: o corpo humano, definitivamente, não foi feito para ser tão sedentário como somos hoje, e a atividade física não pode mais ser encarada como opcional.

Costumo fazer uma analogia com os meus pacientes entre exercício físico e trabalho. Vamos trabalhar mesmo quando não dormimos bem, quando estamos mais indispostos, com sono, com dor de cabeça, quando está frio ou muito calor, enfim, nas mais diversas situações. Pois, então, da mesma forma, temos de encarar a atividade física, ou seja, como um trabalho, e sem dar tempo para o cérebro pensar se quer ir ou não, ou se está muito frio; temos de ir e pronto! Claro que existem diversas situações e, muitas vezes, fico atenta aos pacientes com tantas deficiências de vitaminas, minerais, hormonais, e eu mesma digo a eles que "neste momento, o exercício físico será mais um desgaste do que um benefício ao seu corpo por causa da grande depleção em que se encontra", porém isso também é passageiro até ajustarmos tudo.

Com o tempo, encontramos a atividade que nos dá realmente prazer, porque, durante o exercício físico, quanto mais condicionado o corpo está, mais ele libera neurotransmissores responsáveis pela sensação de prazer e bem-estar, as betaendorfinas, e isso é um crescente em nosso organismo. Então, apenas comece e não pense mais. Após três meses regulares de atividade física, verá inúmeros benefícios no humor, na disposição física e no metabolismo, mas, antes disso, é muito cedo para dizer que não gosta de fazer algo.

Por fim, adoecemos pelos nossos pensamentos. Antes, acreditávamos que era mera crença popular o impacto do emocional em nosso físico, mas hoje está comprovado que os efeitos de nossos pensamentos podem ser devastadores ou, então, estimulantes.

A CURA ESTÁ EM NÓS!

Ao afirmarmos que nosso próprio corpo detém o poder de cura, precisamos entender que isso é inato a todos nós. A física quântica explica em detalhes os mecanismos de vibração celular, ou seja, todas as nossas células emitem determinado tipo de vibração e, ao alterarmos um padrão, o órgão começa a se desorganizar, não funciona como deveria, gerando, então, as doenças.

Todas as coisas materiais nada mais são do que partículas em vibração – da caneta ao avião, tudo é formado pela vibração de suas partículas. Em nosso corpo, não seria diferente. Hoje, diversos equipamentos conseguem medir essa ressonância celular e, com isso, detectar alterações e até infecções de determinados órgãos sem nenhum tipo de exame invasivo.

E por que temos tantas doenças e degenerações? Porque estamos expostos a diversas substâncias que alteram continuamente a vibração de nossas células: poluição eletromagnética. Um exemplo simples de entendermos o bombardeio dessas radiações são os telefones celulares – modernidade maravilhosa e essencial às nossas vidas, mas que estão a todo instante emitindo outras ondas vibratórias que interferem com as nossas, causando uma confusão celular que modifica continuamente a ressonância natural. E hoje vivemos vinte e quatro horas com esses aparelhinhos, até ao banheiro não vamos sozinhos, e as palavras cruzadas ou a revista foram trocadas por joguinhos, e-mails, pesquisas e bisbilhotadas em perfis da internet.

O uso desses aparelhos está se iniciando cada vez mais cedo. Certa vez, atendi um casal de pacientes que veio com a filhinha de quase 3 anos de idade, que mal falava, no entanto, tinha uma habilidade absurda para montar blocos no iPad e mudar de aplicativos. Essas coisas são fenomenais do ponto de vista de raciocínio, pois eu, particularmente, acredito que as crianças hoje nasçam mais inteligentes do que nasciam antes, mas é péssimo do ponto de vista de radiações, hiperestimulação cerebral, desenvolvimento de coordenação motora, entre outros. Uma dica importante: já que estamos a todo instante próximos desse tipo de radiação, que saibamos evitar ao máximo essas vibrações em situações que podem ser mais danosas, como deixar o aparelho no bolso da camisa próximo ao coração ou, ao dormir, deixá-lo próximo a você apenas em modo avião, pois até mesmo o sono está sendo alterado pela vibração. Aliás, esta também é uma das razões que justificam uma epidemia de insônia ou mesmo a baixa qualidade de sono nos dias atuais. Além da poluição eletromagnética, estamos, constantemente, expostos a toxinas ambientais, como tinturas, maquiagens, poluentes, agrotóxicos, metais pesados; alimentação industrializada, repleta de corantes, conservantes, edulcorantes, flavorizantes, adoçantes, disruptores endócrinos; a nossa água está cada vez mais ácida e com uma qualidade cada vez pior; vivemos estados mentais com níveis de estresse elevado jamais conhecidos por nossos avós ou bisavós. Enfim, o caminho não é nos isolarmos em uma bolha e nem entrarmos em neuroses e nos desesperarmos, porém é imperativo que saibamos o que está ocorrendo conosco e por que precisamos cuidar de tantos aspectos.

Quando falamos do poder dos nossos pensamentos e de como eles impactam o nosso corpo não tem a ver com esoterismo ou religião, e sim com ciência. Os pensamentos também são partículas em vibração que estão a todo instante impactando a matéria, razão pela qual conseguimos comprovar cientificamente como estados de estresse, por exemplo, geram produção de substâncias específicas no organismo. Por meio da eletrorressonância e de marcadores sanguíneos, sabemos que, a cada pico de nervoso ou de ansiedade (desde uma situação aguda: uma briga no trânsito ou algo que estamos vivenciando no trabalho ou em relacionamentos de longo prazo), liberamos na corrente sanguínea o cortisol, hormônio do estresse e da ansiedade, porém em quantidade tão elevada que, para o nosso organismo, equivale 1500 vezes mais toxinas do que todas a que somos expostos pelo ambiente e pela alimentação!

O efeito inflamatório degenerativo do cortisol para o nosso corpo é devastador, pois, através do sangue, ele vai circulando e agredindo os mais diversos órgãos e sistemas. Assim, somos nós os corresponsáveis por nossas doenças. E por nossa saúde também!

A IMPORTÂNCIA DAS NOSSAS ESCOLHAS

Precisamos entender que nenhum remédio, suplemento, dieta ou tratamento é eficaz por completo se não estivermos na sintonia de cura e vitalidade.

É essencial que eliminemos ao máximo todas as toxinas a que somos expostos, que ajustemos a alimentação para fortalecer nosso organismo, que mantenhamos uma rotina de vida ativa, que suplementemos para regularizar todas as nossas deficiências, de micronutrientes a hormônios.

Porém, tudo isso é uma parte do todo. Precisamos entender o que está nos desequilibrando, quais são nossos pensamentos limitadores que sempre se repetem na vida, quais são as nossas crenças que não nos deixam atingir o máximo de nossa plenitude. Estamos ligados a todo instante aos pensamentos de força ou aos medos?

Quando nos preocupamos demais com doenças, ficamos, constantemente, doentes ou em desequilíbrio. Quando temos medo de não conseguir o dinheiro de que precisamos, passamos muito tempo com dificuldades financeiras ou tendo várias perdas desnecessárias. Quando temos receio de não encontrarmos o parceiro certo ou quando pensamos que todos os relacionamentos foram frustrados, continuamos atraindo pessoas que não são boas para nós e relacionamentos que são mais destruidores do que construtores. Quando pensamos o tempo todo que as pessoas são aproveitadoras, que querem nos trapacear, são invejosas, é exatamente esse tipo de colegas de trabalho e de pessoas que encontramos com maior frequência em nosso caminho. E isso porque sabemos que esta poderosa vibração que emitimos, que são os nossos pensamentos, atraem-se por vibrações semelhantes.

A rota de muitas das nossas doenças advém simplesmente do nosso padrão vibratório.

Em muitos outros casos, são as grandes alterações causadas pelo ambiente em que vivemos hoje que retiram as nossas células do verdadeiro equilíbrio, motivo pelo qual vivemos em uma sociedade basicamente doente.

É essencial que saibamos cuidar dessas alterações com equilíbrios físicos, repondo e eliminando o que não é próprio para nós e, principalmente, atentando-nos a que tipo de pensamentos estamos emitindo, pois, quando começamos a adoecer fisicamente, o nosso mental sofre grande impacto e desestruturação. Tudo está interligado em nosso organismo, e o contrário também é verdadeiro. O mental gera moléstias físicas com a mesma intensidade.

PRECISAMOS SEMPRE ATUALIZAR NOSSO ESTILO DE VIDA

Não podemos mais viver da mesma maneira que estamos vivendo hoje, acreditando que é possível levar a vida da forma que queremos, sem nos preocuparmos com nada, sem nenhum tipo de cuidado com o corpo e, no momento que adoecermos, pensar em recorrer a uma "pílula mágica" que cure todos os males. A ausência de doenças não significa saúde.

A maioria das pessoas não faz nem ideia se é ou não saudável e acredita que apenas fazendo um *check-up* esporadicamente ou alguns exames básicos, pode dizer como está. Isso não é real. Para realmente avaliarmos o *status* de saúde do corpo de uma pessoa, não adianta setorizarmos e olharmos apenas partes específicas: o coração, os rins, o fígado etc. Existem mais de 55 exames de sangue a serem realizados para se chegar ao mais próximo do que está acontecendo em nosso organismo.

E quantas pessoas fazem esse tipo de avaliação hoje em dia? Uma parcela muito pequena da população. E, ainda, esses marcadores não são estáticos, e a frequência com que eles devem ser repetidos varia para cada indivíduo. Sem dúvida, é bem mais do que uma vez ao ano, como são os rotineiros *check-ups*.

Por essa mesma razão, falar em equilíbrio é algo dinâmico – da mesma forma que estamos constantemente sendo bombardeados pelas mais diversas toxinas, alimentos e pensamentos, a busca por esse equilíbrio é um contínuo, pois, a cada dia, precisamos avaliar tudo o que precisamos fazer para chegar ao mais próximo possível disso.

Não é um dia de exercício físico que o tornará saudável; não é uma salada no almoço que o deixará magro; não é uma vitamina que você tomou por determinado tempo que irá repor definitivamente todos os seus déficits; não é um pensamento antes de dormir que mudará o seu padrão mental. Tudo é positivo e benéfico, mas é a constância de nossas ações que nos levará ao máximo de nossas potencialidades.

E cuidar dos nossos pensamentos deve ser assim: um exercício diário. A cada momento que deparamos com antigos padrões mentais, com dificuldades e obstáculos, para que até mesmo as vias sinápticas em nosso cérebro sejam fortalecidas com os pensamentos que desejamos, e não com aqueles a que somos mais vulneráveis ou nos quais nos adaptamos com o passar dos anos.

ESCOLHENDO SAÚDE: DA TEORIA À PRÁTICA

Depois de entendermos um pouco melhor que nós somos os corresponsáveis para atingir a plenitude e, principalmente, para que possamos falar em cura e não somente em cuidados paliativos com o corpo, precisamos saber como agir, quais posturas devemos abandonar e quais devemos fortalecer em busca desse reequilíbrio global. Muitas vezes, na primeira consulta de um paciente, eu preciso gastar um tempo maior para fazê-lo entender o que está de fato ocorrendo no seu corpo, além dos sintomas que ele está relatando, os quais, na maioria das vezes, são apenas as pontas de um grande iceberg. Preciso explicar o que cada exame significa além dos valores de referência; como cada sintoma está interligado e o paciente não está afetado por várias doenças e alterações, pois, geralmente, elas têm a mesma origem, porém manifestam-se em diferentes órgãos. Preciso "deseducá-lo" de muitos conceitos e mitos que foram incorporados por anos e anos de lavagem cerebral e informações desatualizadas ou por interesses comerciais diversos; por fim, quando, muitas vezes, ele vem me procurar à espera de uma rápida solução ou de uma fórmula quase mágica, eu lhe devolvo todo um planejamento de vida.

Proponho alterações alimentares bem fundamentadas e individualizadas a cada situação e pessoa; novos hábitos de vida; regras e horários para cuidar do corpo e repor nutrientes essenciais; prescrevo leituras de conhecimento; converso e oriento sobre momentos de meditação, de *breaks* ou intervalos mentais; enfim, procuro fazê-lo realmente entender que temos o poder, a condição e o conhecimento de não nos focar em doenças e soluções imediatas, mas, sim, tratarmos os desequilíbrios reequilibrando as vibrações. Recursos externos apenas não bastam, pois eles são, muitas vezes, os grandes desencadeadores de todo esse processo de mudança. Eu vejo com muita frequência que, quando inicio mudanças alimentares com meus pacientes, baseadas em uma nova consciência, e não em uma imposição, e começamos a repor substâncias essenciais que faltavam, eles mesmos começam a desenvolver uma autopercepção e a buscar várias outras coisas que estavam faltando. Mas, ainda assim, o maior disparo para a mudança é interno.

Hoje, estão sendo desenvolvidos e já utilizados diversos equipamentos baseados no conceito da física quântica de padrões vibratórios para que diversas patologias sejam tratadas desta forma – por meio da emissão de ondas que entrem em sintonia com as mesmas ondas que o nosso corpo e determinados órgãos emitem quando estão saudáveis. E por esse caminho deverá crescer um futuro belíssimo para a ciência e para a medicina.

O que esses aparelhos fazem é exatamente o que nós também somos capazes de fazer, desde que bem treinados para tal. E, como em qualquer nova habilidade que queremos desenvolver, isso exige um bom tempo de treinamento. Com os nossos pensamentos, não é diferente, afinal, ninguém decide aprender a dirigir hoje e amanhã já sai com o carro pela cidade.

Então vamos começar já a tomar as rédeas de nosso corpo e de nossa saúde!

PASSOS SIMPLES, MAS EFICAZES, PARA O DESENVOLVIMENTO DO NOSSO PODER DE CURA:

1) Escreva, em uma folha de papel, tudo o que você acredita estar atrapalhando e limitando a sua vida, desde hábitos alimentares, estilo de vida, até mesmo pensamentos que desejaria eliminar. Releia em voz alta tudo o que escreveu e, ao término, amasse bem e rasgue o papel, visualizando mentalmente como tais gestos representam a eliminação desses pontos em você.

2) Escreva em outra folha de papel exatamente tudo o que gostaria que fosse a sua realidade atual: como gostaria do seu corpo físico, da sua saúde, das suas ações, da sua forma de pensar, e detalhe o máximo possível cada parte do seu organismo. Evite colocar qualquer palavra negativa; não escreva as coisas que te incomodam, mas, sim, como gostaria de estar. Faça apenas afirmações positivas. Guarde o papel em sua cabeceira e o releia todas as noites e todas as manhãs por, pelo menos, trinta dias. Mesmo depois de decorar tudo, continue lendo. O nosso cérebro tem o incrível poder de não saber diferenciar aquilo que estamos pensando ou falando do que é real; para ele, tudo em que

pensamos está acontecendo e, assim, as suas vibrações começarão a entrar na sintonia de realização.

3) Escolha um novo hábito para implementar a cada dia em sua rotina: desde beber mais água, subir os andares de escada em vez de usar o elevador, evitar líquido na refeição, até se matricular e iniciar academia, abandonar hábitos alimentares que não fazem bem, incluir uma rotina de meditação de cinco minutos ao dia. E parabenize-se com grande alegria mental a cada meta atingida. Não importa se foi uma meta grandiosa ou algo muito sutil, mas envie essa vibração de alegria e realização para todo seu corpo, e ele responderá na mesma frequência, facilitando a realização de outras.

4) Nunca se puna por ter falhado. Não existem falhas; existem degraus na escada e, às vezes, precisamos descer um degrau para depois subirmos dois. Isso faz parte da nossa evolução. Em qualquer situação, desde o término de um relacionamento, ser despedido do emprego, até uma aparente "falha" em suas metas, não envie mensagens agressivas ou de fracasso para si mesmo; isso é, comprovadamente, uma das vibrações que mais causam a propagação de células cancerígenas em nosso organismo, pois inibem células do sistema imunológico conhecidas como *natural killers*, que são as grandes aliadas no combate da proliferação tumoral. É por isso também que se relaciona tanto o desenvolvimento de câncer a pessoas que passaram por grandes mágoas ou que guardam muitos ressentimentos. Não alimente um possível tumor em você; alimente apenas a prosperidade e a saúde. E você tem esse poder!

5) Aprenda a ouvir o que seu corpo tem a dizer. Uma dor de cabeça que se repete, uma dor de estômago, um intestino preso; insônia; fadiga; unhas quebradiças; oscilações de peso; acúmulo de gordura, mau humor frequente, gripes de repetição, pedras nos rins, candidíase, enfim, sinais e

sintomas de que algo está em desequilíbrio em nós, não necessariamente uma doença instalada, mas talvez, se continuarmos a não ouvir, certamente evoluirá para tal.

"É triste pensar que a natureza humana fala e o corpo humano não a ouve."

Victor Hugo

Somos detentores de um grande poder de mudanças e renovação e, principalmente, somos nós mesmos os detentores da real cura, e temos de usar esse poder a nosso favor. Quanto maior é a nossa consciência, maior é a nossa responsabilidade.

"Tudo aquilo que o homem ignora não existe para ele. Por isso o universo de cada um resume-se ao tamanho de seu saber."

Albert Einstein

CAPÍTULO 2

COMO SER MAGRO E SAUDÁVEL PARA SEMPRE

Dra. Thaisa Albanesi

Vivemos uma ditadura da magreza. Parece que quanto mais magro e esbelto você é, mais bem-sucedido parece ser. Apreciamos modelos, atrizes, apresentadores, *socialites*, blogueiras, instrutores de academia e outros, na expectativa de entender como conseguem se manter sempre magros. Então, perguntamo-nos o que será que eles têm ou o que será que fazem para conseguir atingir este patamar que às vezes parece tão distante de nossa realidade. Com isso, buscamos cada vez mais métodos instantâneos e pílulas milagrosas para nos encaixar, a qualquer custo, em um padrão considerado quase um requisito essencial em nossa sociedade: o corpo perfeito. E é aí que começa o grande erro: dissociar a estética da saúde.

Esse detalhe fundamental é o que tem nos levado à realidade que vivemos hoje. Dispomos de mais recursos estéticos, uma oferta muito maior de alimentos de baixa caloria e mais medicamentos para emagrecer do que há algumas décadas, no entanto, atingimos um patamar jamais conhecido antes: o sobrepeso e a obesidade assolam a população em um percentual gigantesco. Manter-se magro virou sinônimo de muito sacrifício e sofrimento, e não uma consequência natural de um corpo saudável.

Se formos bons observadores, a conclusão óbvia a qualquer um é que o caminho que estamos seguindo, seja pelos medicamentos, seja pela alimentação, não é exatamente o certo. Mas como algo tão fisiológico pode causar tanto sofrimento para ser atingido? Simples: conceitos errados!

Sim, por meio de muitos conceitos ultrapassados e mal-interpretados, diversas ideias sobre como emagrecer nos foram transmitidas, desencadeando dois resultados que observamos hoje em grande parte da população: o efeito sanfona eterno e a falta de saúde.

Parece um exagero falar em ser magro para sempre, mas não é. Se soubermos equilibrar o corpo com a alimentação adequada, com eliminação daquilo que impacta negativamente o organismo e reposição daquilo que temos deficiências em razão de nosso estilo de vida moderno; se cuidarmos da mente, dos pensamentos, pois eles estão a todo instante criando a nossa realidade, então teremos outro *status*: o da saúde plena e, como consequência, seremos magros! Todas as pessoas saudáveis têm um equilíbrio corporal naturalmente, e o contrário também é verdade. Estar acima do peso ou abaixo dele, independente de padrões estéticos estabelecidos, não é considerado saudável. E isso vale mesmo para aqueles que têm apenas uma gordurinha localizada ou estão dois ou três quilos fora do seu ideal. Isso porque essa pequena desproporção de gordura e massa magra revela algum nível de desequilíbrio do organismo.

Várias são as razões que desequilibram o corpo: alterações hormonais, o que vemos muito em mulheres depois da menopausa, por exemplo, ou em adolescentes com ovários policísticos; níveis elevados de intoxicação causando impactos, como a disbiose intestinal, ou seja, desequilíbrio de nossa flora bacteriana e aumento da permeabilidade intestinal, o que gera inúmeras consequências metabólicas e doenças; deficiências de micronutrientes, tornando o metabolismo mais lento, dentre outras alterações; doenças autoimunes; níveis elevados de estresse ou ansiedade; insônia, etc. Então, no que é que estamos acreditando? O que estamos buscando até agora que não está nos levando a lugar algum, ou pior, está nos fazendo perder saúde e ganhar peso?!

MITOS SOBRE A SAÚDE DO NOSSO ORGANISMO

MITO 1: CONTAR CALORIAS!

Isso é algo tão incabível! Não dá para imaginar que o corpo humano, nossas células, siga a mesma matemática cartesiana que nossa razão. Para as nossas células, pouco importa se algum alimento tem 60 ou 500 kcal, pois quem determinou o valor calórico dos alimentos fomos nós, seres humanos. O que realmente importa ao nosso organismo é o que esse alimento, depois de ingerido, irá causar ao nosso corpo. Se vai ativar um processo inflamatório e, assim, diminuir o metabolismo, ou se estimulará os órgãos a desempenharem suas diversas funções.

E entender esse processo é simples: o que faz com que ganhemos peso ou tenhamos dificuldade em eliminá-lo é a combinação dos alimentos. Existem diversos deles cientificamente comprovados como disruptores endócrinos, ou seja, quando ingeridos, independente de serem uma versão *light* ou não, fazem com que, de imediato, nosso metabolismo fique mais lento devido ao processo inflamatório que causam, impedindo a absorção correta dos nutrientes e a eliminação dos excessos de gordura e toxinas. Esse processo inflamatório que vem ocorrendo em nosso corpo é o grande causador de oscilações de peso, do famoso efeito sanfona e de uma série de degenerações como enxaquecas, alterações de humor, má digestão, queda de cabelos e unhas, dificuldade em ganhar massa muscular, TPM, acne, fadiga, depressão e muitos outros sintomas ocasionados pelas deficiências de vitaminas, minerais, antioxidantes e hormônios, e excesso de toxinas, também conhecidas como radicais livres.

E é por essa simples razão que dietas restritivas ou de contagem calórica funcionam por um curto período de tempo e, logo após, o corpo retorna ao seu metabolismo habitual. Esse metabolismo não é matemático, e as nossas células não sabem contar quantas calorias existem em cada alimento.

Essa falta de entendimento foi motivo de frustração para muitas pessoas durante anos. E ainda é! Elas se esforçam para comer apenas as duas fatias de queijo branco com peito de peru, uma gelatina *diet* de sobremesa, tomam o cappuccino *light* e o biscoitinho integral ou a barrinha de cereais nos lanches, sem levar em consideração que o corpo não está fazendo conta alguma, e sim tentando interpretar e metabolizar esses alimentos, no caso, produtos. Porém, não gastamos a mesma energia todos os dias e nossas necessidades não podem se basear em alguma tabela ou em matemática. Somos seres com necessidades individuais, e justamente por esse motivo a qualidade dos alimentos ingeridos é o que realmente importa, e não a quantidade!

Comer um ou três bifes, um ovo ou três ovos na omelete não é o que nos faz engordar ou não emagrecer, e sim a combinação dos alimentos da refeição. Mas hoje, infelizmente, somos orientados a consumir produtos com uma roupa de "saudáveis" em vez de alimentos, em vez de comida de verdade.

> "Nós somos alimentados pela Indústria da Alimentação, que não presta a mínima atenção à saúde, e somos tratados pela Indústria Farmacêutica, que não presta a mínima atenção à alimentação."
>
> *Wendell Berry*

Isso porque, além das toxinas ambientais a que somos expostos, e pouco podemos fazer para evitar, estamos bombardeando nosso organismo com uma alimentação basicamente industrializada, em que tudo tem conservantes, corantes, adoçantes, realçadores de sabor, flavorizantes, edulcorantes e mais um monte de substâncias químicas, muitas até com números no lugar de nomes! Com isso, o corpo não sabe o que fazer, gerando impactos devastadores no estômago e no intestino, o principal órgão responsável pela absorção de nutrientes para o organismo. Na realidade, talvez o intestino seja o mais importante órgão do corpo humano, já apelidado em países de primeiro mundo como o "segundo cérebro", tamanha é a sua importância. Até mesmo o estado emocional é determinado por ele, tanto que hoje, até para tratar uma depressão, precisamos saber como é a alimentação da pessoa.

Segundo dados da ONU, 95% de todas as doenças crônicas são provenientes das toxinas a que somos expostos, da alimentação e do nível de estresse! Dados alarmantes, quando viemos de uma geração em que tudo era atribuído à genética, que hoje sabemos ter um papel muito menor nas manifestações de saúde ou doença, pois uma predisposição genética apenas irá se manifestar de acordo com aquilo que estamos fazendo com o corpo, ou seja, de acordo com a nossa interação com o ambiente. Por essa razão, hoje se estuda e se aplica a nutrigenômica, que, basicamente, comprova como os nutrientes alteram o DNA.

Com isso, chegamos ao ápice do que se sabe sobre emagrecimento, obesidade e dietas: a genética até pode influenciar o metabolismo, porém o que irá mantê-lo sempre magro e saudável é o que você está fazendo, ou melhor, absorvendo do ambiente!

Portanto, saber se nutrir é essencial a todas as pessoas. Eu acredito que a solução para a síndrome de sobrepeso e obesidade que vivemos hoje virá só quando começarmos a ter esse tipo de educação nas escolas, para que nos tornemos seres que sabem fazer as escolhas corretas, e não pessoas vulneráveis ao que a mídia tenta nos vender como saudável, como ocorre atualmente. A realidade é que somos ignorantes quanto à alimentação e à nossa saúde; aprendemos a comer, mas ninguém nos ensina a real nutrição, coisas completamente distintas. Matar a fome é fácil e, para isso, qualquer coisa serve; mas nutrir o corpo é uma realidade cada vez mais distante da nossa. Consumimos produtos em vez de ingerir alimentos!

Por isso, não podemos acreditar que uma simples aritmética resolverá nossos problemas. Se fosse assim tão simples, não viveríamos em uma geração na qual a obesidade é a doença que mais mata e é mais impactante à saúde. A queixa mais frequente no consultório, dentre todos os sintomas, é a vontade de emagrecer e a dificuldade de fazê-lo.

Porque, se a matemática fosse a lógica do nosso organismo, com todas as técnicas para mensurar o gasto de energia nas mais diversas atividades, para mensurar as calorias dos alimentos, e a oferta que temos hoje de produtos de "baixa caloria", estaríamos vivendo na sociedade da magreza! Um pouco distante da realidade atual, não? Mas ser magro e saudável é bem mais fisiológico e simples.

Agora chegou o momento de você começar a dominar esses conceitos e determinar que tipo de saúde e de corpo quer ter. Não somente para o próximo verão, mas para sempre!

MITO 2: NECESSIDADE DE COMER A CADA TRÊS HORAS!

Isso só se justifica se você estiver em algum tratamento específico, do contrário, o corpo não é um relógio. Da mesma maneira que ele não conta calorias, não sabe dizer se passaram três ou cinco horas que você comeu pela última vez, pois tudo vai depender do que ingeriu e de como aquilo ainda está ou não sendo usado pelo seu corpo.

É claro que isso foi uma forma didática utilizada por muitos profissionais, a qual, com certeza, ajudou, e ainda ajuda, muitas pessoas a pensarem mais na alimentação e no planejamento, e esse ponto por si só é positivo. Porém, esse conceito gerou uma necessidade absurda de as pessoas ficarem comendo ou beliscando com uma frequência alta, sem diminuir a quantidade ingerida. A maioria das pessoas usa esse conceito para continuar comendo o que já ingeria nas refeições principais, mas acrescentando mais comida nos intervalos, o que cria um terrível hábito de superalimentação desnecessária na maioria das vezes.

Algumas pessoas têm metabolismo mais acelerado, ou seja, gastam naturalmente mais energia do que outras e, em determinadas situações, o nosso metabolismo aumenta, como durante a prática de atividades físicas; o ganho de músculos — quanto maior a proporção muscular de uma pessoa, maior é o seu metabolismo, mesmo em repouso —, o uso mental e o tipo de alimentação gastam muita energia! Isso em relação a alimentos termogênicos, ou seja, aqueles que, ao serem ingeridos, estimulam por diversas vias metabólicas o aumento do gasto energético do corpo. Sendo assim, ao serem ingeridos, vão acelerar o metabolismo. O resultado poderá ser a sensação de fome mais precocemente do que quando ingerimos outros alimentos que, por serem de difícil digestão ou por causarem processos inflamatórios, tornam o metabolismo lento. Portanto, entendemos que comer a cada três horas pode não ser eficaz para a saúde ou para o emagrecimento, pois tudo depende de todos esses outros fatores, das particularidades do corpo e, principalmente, de quais tipos de alimentos você ingeriu na refeição anterior.

Somado a isso, temos a Teoria do Envelhecimento, segundo a qual quanto maior a quantidade de alimentos que ingerimos, e mais frequente isso ocorre, mais processos inflamatórios geramos, pois estimulamos a produção de radicais livres pelo intestino, no qual sua produção é mais importante e, com isso, ocorrem agressões a nossas células. E se formos avaliar inclusive nossos antepassados, pais e avós, não existia esse conceito de "superalimentação" no tempo deles; comiam-se as refeições principais bem definidas e nada mais. E não há dúvidas de que hoje, pelos inúmeros mecanismos e causas, temos muito mais doenças e degenerações do que há algumas décadas.

O organismo precisa de momentos de descanso, de um leve jejum para diminuir seu processo inflamatório. Definitivamente, precisamos entender que quanto maior o processo inflamatório do corpo, maior o estímulo para acumular gordura!

MITO 3: GRANDE NECESSIDADE DE INGESTÃO DE CARBOIDRATOS

O corpo humano não é nutrido pelo consumo de carboidratos, nem deveríamos ingerir grande quantidade deles como fazemos. Veja bem, não estou afirmando que não são importantes ou não deveriam ser consumidos, mas estou focando a relação que mantemos com eles e a grande quantidade e importância que lhe é dada, elementos já desmistificados pela neurociência.

Carboidratos são basicamente os açúcares, os pães, as farinhas, os grãos em geral, como arroz, feijão, ervilha e lentilha; os tubérculos, como batata, mandioca, mandioquinha, abóbora, cenoura; e as frutas! Sim, tudo isso se transforma em açúcar dentro do corpo. Açúcar estimula a liberação de um hormônio pelo pâncreas, a insulina. A função da insulina é captar o açúcar da corrente sanguínea, pois ele é muito tóxico para ficar circulando em nosso organismo, e levá-lo para dentro das células, os adipócitos, células de gordura. Quanto mais açúcar chegar no estômago e ao intestino, mais insulina é produzida e mais as células de gordura são alimentadas. Ou seja, estamos nutrindo a gordura.

Nos dias atuais, utilizamos o carboidrato como base para todas as refeições: desde o pãozinho no café da manhã, arroz, feijão e a batata do almoço, salgados e biscoitos dos lanches, macarrão no jantar até os doces e frutas como sobremesas. A seguir, vamos falar especificamente das frutas. Estamos educando o nosso corpo a entender que, a todo instante, ele tem de acumular gordura, e depois não entendemos por que emagrecer parece tão difícil, quando, na verdade, o organismo está apenas respondendo disciplinadamente aos nossos estímulos.

E pasmem! A principal fonte de energia para o cérebro, já comprovada pela neurociência, provém das gorduras boas (82%), e não dos carboidratos como se acreditava! A quantidade de carboidratos diária de que precisamos é muito pequena perto do que consumimos hoje: uma porção de frutas ao dia supre todas essas necessidades. Mas isso vai depender da quantidade de atividade física diária, considerando-se a individualidade de cada pessoa. Mas, ainda assim, as necessidades não são altas. Tenho muitos pacientes atletas e fisiculturistas cujas dietas foram adaptadas de acordo com suas necessidades e seus objetivos. Em todas elas, o consumo de carboidratos é muito restrito, e conseguimos manter um baixo percentual de gordura o ano todo, com alta qualidade muscular e um rendimento acima da média que vinham obtendo até então. Os carboidratos são grandes "ladrões" de energia, tanto da parte mental, pois o cérebro é muito afetado pela grande quantidade de açúcar gerado, quanto da parte física.

Eles geram um efeito em nosso corpo muito vantajoso para a indústria alimentícia: quanto mais carboidratos e açúcares consumimos, mais temos vontade de consumir! Quando você come o pãozinho em um dia, no dia seguinte, quer comê-lo novamente; o mesmo ocorre com o chocolate. Mas o oposto também é verdade: comece a diminuí-los a cada dia e verá suas compulsões sendo eliminadas e sua disposição, memória e energia aumentarem.

MITO 4: INGESTÃO DE FRUTAS

A qualquer momento de fome, beliscadas ou para tentar substituir o doce da sobremesa, come-se fruta. Isso é um hábito tão corriqueiro que quase nem prestamos atenção. Obviamente que, quando comparado a um pudim, um brigadeiro ou uma coxinha, as frutas são uma opção indiscutivelmente mais saudável e contêm diversos nutrientes essenciais ao nosso organismo. Porém, o que muitos não levam em consideração é que elas são detentoras de grande quantidade de açúcares, a frutose, os quais, dentro do nosso organismo, serão considerados carboidratos, aumentando a produção de insulina, como descrito anteriormente. Ou seja, ao consumir uma fruta, o corpo lida bem com isso e aproveita todos os nutrientes, mas consumir várias porções de frutas ao dia, como fazemos hoje, gera um impacto grande ao organismo e enviamos a mensagem ao corpo de que queremos armazenar gordura.

É esta a mensagem que você quer enviar ao seu corpo?

MITO 5: NÃO INGERIR GORDURAS

Foram anos de lavagem cerebral para você acreditar que o ovo é um alimento do "mal", mas a margarina industrializada que faz bem ao coração, não. Fizeram você acreditar que seu colesterol iria subir se consumisse muitas gorduras quando, na realidade, os principais alimentos que aumentam negativamente o colesterol, principalmente seus triglicérides e LDL, são os carboidratos e açúcares! Nem todo aumento é ruim ou danoso ao corpo; mais adiante explicarei isso.

Chegam até mim muitos pacientes que fazem alterações em sua alimentação, cortando gorduras e doces, e queixam-se de que ainda estão com o colesterol elevado. Porém, quando indago profundamente sobre a alimentação, coisa que infelizmente nós, médicos, estamos fazendo cada vez menos. Entendo que é muito mais rápido e prático prescrever uma medicação do que mudar hábitos alimentares e estilo de vida, e mesmo na faculdade não recebemos nenhum tipo de treinamento sobre nutrição, atividade física, meditação, técnicas de respiração etc. Mas não podemos deixar isso morrer! Por esse motivo também vemos tantas orientações errôneas sobre a alimentação por parte de grandes profissionais e nenhuma orientação sobre como mudar o estilo de vida. Os pacientes aos quais me refiro cortaram as frituras e muitas gorduras, mas continuam comendo várias porções de frutas ao dia, inclusive como sobremesa. Consomem o pãozinho integral com margarina pela manhã e, à noite, tomam um lanche para evitar "comer algo mais pesado". Tudo fruto de informações distorcidas.

O corpo humano foi feito para consumir, basicamente, proteínas e gorduras em sua maior proporção – os esquimós, por exemplo, considerados um povo extremamente saudável e esbelto, consomem proteínas e gorduras em quase todas as refeições, com raras exceções.

A introdução de carboidratos refinados é consequência de nossa sociedade moderna, com processos de refinamento, industrialização e uso de agrotóxicos para manter e estimular a produção de qualquer fruta o ano inteiro. Não é preciso ir muito longe para recordar que, há algumas décadas, as frutas tinham estação certa para serem consumidas; não existia produção de pêssegos ou morangos, por exemplo, o ano todo. Agora podemos ingerir qualquer fruta em qualquer época do ano! O que é ótimo por um lado, mas à custa de muitos produtos artificiais e tóxicos à nossa saúde.

Fazendo uma retrospectiva bem mais profunda, há quinze mil anos, quando o homem paleolítico vivia na Terra, o consumo de grãos, tubérculos e frutas restringia-se às poucas ocasiões em que ele os encontrava pelo caminho. E, quanto aos refinados, não é preciso nem comentar. Mas agora uma notícia que pode surpreender muitos: compararmo-nos aos homens das cavernas parece um exagero, porém, para o nosso organismo, não é. Os nossos genes não tiveram mudanças tão drásticas como pensamos ao longo de todos esses anos, pois o material genético tem uma evolução bem mais lenta do que imaginamos, e as enzimas que produzíamos naquela época são basicamente as mesmas de hoje. Ou seja, nossa alimentação não deveria ser tão diferente assim da desses nossos antepassados, pois é isso que o nosso organismo está adaptado para interpretar e absorver.

Quando começamos a entender o funcionamento do corpo, tudo é mais lógico e intuitivo do que se imagina. Percebemos que, em vez de recebermos orientações impostas a nós determinando o certo ou errado, o permitido ou proibido, de seguirmos uma dieta limitada e específica, começamos nós mesmos a fazer as melhores escolhas para a saúde e, consequentemente, vamos emagrecer. Manter-se magro passa a ser uma meta fácil e alcançável no dia a dia.

A saúde não é algo estático, pois envolve uma dinâmica contínua que exige escolhas todos os dias e, a cada dia, temos a oportunidade de fazer as melhores escolhas para nós. Não me refiro apenas à alimentação, que é uma parte essencial, pois está relacionada ao que selecionamos colocar dentro de nós, em contato direto com nossas células. Refiro-me, também, ao todo que somos nós, para que, conscientemente, façamos as melhores escolhas, remodelando a forma de pensar, o posicionamento na vida e o relacionamento com outras pessoas, pois um grande medidor de saúde mental é a avaliação do tipo de relação que você mantém com outras pessoas. Podemos escolher como lidamos com o estresse, como gerenciamos o tempo e, principalmente, quanto tempo destinamos a nós mesmos. Não viemos a esta vida apenas para acordar cedo todos os dias, trabalhar, acumular algum dinheiro e pagar as nossas contas, e depois morrer. Viemos para viver experiências e a vida em sua plenitude e, fundamentalmente, evoluir em todas as esferas do nosso ser, com todas as limitações.

Por todos esses motivos, ter consciência das escolhas é a base para despertar em nós a importância de cuidarmos do corpo físico, pois é ele que está abrigando a nossa essência. É de nossa responsabilidade conseguir atingir o máximo de nossa longevidade com o máximo de qualidade de vida. E a parte estética, tão importante, é, na realidade, uma consequência da consciência de saúde.

CONCEITOS PRÁTICOS E VALIOSOS PARA SERMOS MAGROS E SAUDÁVEIS PARA SEMPRE!

Então, vamos começar já a colocar em prática os conceitos práticos e valiosos para sermos magros e saudáveis para sempre!

1) Acordar e beber todos os dias em jejum um copo de água morna com 1/2 limão espremido.

Essa é uma maravilhosa bebida que ajuda na desintoxicação do corpo.

Começar o dia limpando o organismo é fundamental para que, ao invés de absorvermos toxinas logo pela manhã, possamos eliminá-las e absorver apenas os nutrientes da primeira refeição. Mas essa bebida é também responsável pela ativação do metabolismo, devido ao combate à fadiga e à diminuição do processo inflamatório, sendo grande aliada nas compulsões alimentares, uma vez que, ao causar a alcalinização do pH do estômago, a vontade de comer diminui. Água morna com limão pode ser usada também nas mais diversas situações, e não apenas ao acordar. E quem tem sintomas gástricos, como azia, má digestão, gastrites, úlceras e refluxos, deve também ingeri-la, pois não há melhor tratamento para esses sintomas do que a água com limão. Ao contrário do que muitos pensam, o limão é alcalino, e não ácido, portanto, melhora os processos inflamatórios. A sensação de acidez provém da grande quantidade de vitamina C = ácido ascórbico, por isso o paladar ácido que ele desperta.

2) Alguns suplementos são essenciais para a saúde do corpo e para o processo de emagrecimento, pois, sem eles, você até pode comer e se exercitar corretamente, mas, dificilmente, seu corpo responderá aos estímulos. Isso também gera muita frustração nas pessoas que estão mantendo uma rotina mais saudável e não obtêm os resultados almejados, pois se esquecem de avaliar o corpo como um todo e equilibrá-lo adequadamente.

Vitamina D: dentre todas as vitaminas, a D não é exatamente uma vitamina, e sim um hormônio essencial à vida e o que mais impacta o metabolismo. Existem 123 funções científicas catalogadas da vitamina D em nosso corpo e, dentre elas, está a regulação do metabolismo: quanto mais baixa, mais lento está. Outra função é o ganho de massa muscular e, além disso, ela é essencial à produção de testosterona. Hoje já é considerado deficiente aquele que tem níveis de vitamina D abaixo de 50 ng/ml, dosada na forma de 25-OH vitamina D. Vivemos uma grande epidemia de deficiência desse hormônio; segundo dados da Escola Paulista de Medicina, estima-se que 97% da população de São Paulo sejam deficientes, pois criamos uma verdadeira fobia contra o sol, e não há cosméticos, hoje, que não contenham 3 ham protetores solares, ou pessoas que se exponham rotineiramente a ele, gerando um grande impacto na saúde e no metabolismo.

Dose de vitamina C: mínimo 5 mil UI diárias. É melhor quando pode ser dosada pelo seu médico ou nutricionista, mas há um consenso de que essa seja a dosagem mínima necessária. Melhor horário para tomá-la: nas refeições, é muito importante para que ela seja bem absorvida que se tome em conjunto com a vitamina K2 e a vitamina A, caso contrário, sua absorção será reduzida.

Magnésio: facilmente encontrado na forma de cloreto de magnésio em farmácias, mas também com muitas propriedades em sua forma glicina (quelado). É, talvez, o mineral mais importante para o organismo humano, auxiliando na diminuição de processos inflamatórios, dores agudas e crônicas, vitalidade, fadiga, manutenção do metabolismo e eliminação de toxinas. Mais de duzentas funções são atribuídas ao magnésio.

Dose ideal: 400 a 900 mg por dia. Melhor horário para tomá-lo: nas refeições. Efeito colateral possível: diarreias em altas dosagens, nesse caso, deve-se diminuir a dose.

Probióticos: quanto maior a quantidade de cepas de lactobacillus presentes e de sua dosagem, melhor é. O ideal é tomá-lo diariamente em jejum ao acordar ou antes de deitar. Existem diversas marcas no mercado e, se possível, que seja orientado por um profissional que o manipule, pois, assim, se obtêm os melhores resultados. Cepas que são essenciais para iniciar a sua reposição:

- ✓ Lactobacillus acidophilus
- ✓ Lactobacillus bulgaricus
- ✓ Lactobacillus rhamosus
- ✓ Lactobacillus casei

Ômega 3: nada de conter outros ômegas, como o 6 ou o 9 juntos, pois são inflamatórios e pioram vários processos de degeneração no organismo, ao contrário do 3, que é uma das substâncias mais anti-inflamatórias. Já consumimos naturalmente, em grande quantidade, ômegas 6 e 9 pela nossa alimentação, gerando grande deficiência de ômega 3. Estima-se que hoje, em vez de consumirmos a proporção de 1 de ômega 3 para 3 de ômega 6, estamos consumindo 1 ômega 3, para 25 de ômega 6. Essa é a causa de tantos processos inflamatórios e de um acúmulo de gordura excessiva no corpo. É muito importante checar a procedência dele para evitar contaminações por metais pesados; o ideal é de peixes de águas profundas. Aqui vai uma dica: ao abrir a embalagem, não se deve sentir cheiro forte de peixe. Este é um suplemento no qual vale a pena investir um pouco mais, tamanha é a sua repercussão positiva em nossa saúde. Além de ajudar na parte cognitiva, como memória e concentração, é um dos maiores aliados para acelerar o metabolismo e ganhar massa muscular.

Dose: 3 g ao dia durante as refeições, e quanto maior a concentração de EPA e de DHA, melhor é.

3) Aprenda a identificar o seu metabolismo.
Perceba quanto tempo após cada refeição você sente fome, não vontade de comer algo, mas fome de verdade.

Veja se esse processo leva duas horas após a refeição ou cinco horas e, a partir daí, comece a estabelecer sua rotina. Para algumas pessoas, três refeições ao dia são suficientes, enquanto, para outras, cinco ou seis são necessárias. Respeite seu corpo e seus horários; nosso corpo tem uma inteligência perfeita e ele está, a todo instante, "falando" conosco, por sintomas que manifestam: dores de cabeça, oscilações de humor, azia, mau hálito e até a fome! Porém, se, após todas as refeições, a fome surge em curto espaço de tempo, também é o momento de reavaliar se não está deixando de nutri-lo de fato. A fome é consequência de uma desnutrição por má alimentação, e comer com frequência apenas irá acumular mais gordura.

4) Evite líquidos durante a refeição.
Hábito comum de muitas pessoas e que impacta em grande proporção na nossa digestão. A liberação das enzimas digestivas preparadas para aqueles alimentos se inicia ao colocarmos o alimento na boca. Ao ingerirmos líquidos com a comida, essas enzimas se diluem e têm grande dificuldade em atingir o bolo alimentar, tornando a digestão mais lenta. Quando tomamos líquido na refeição, temos a sensação de estar empachados. Consequentemente, ele nos faz acumular gordura em vez de absorvermos devidamente os micronutrientes e eliminarmos os restos alimentares. Medida simples que, se for adotada como um novo hábito de vida, será muito benéfica. E tudo deve ser feito com adaptação gradativa.

5) Substitua gorduras do "mal" por gorduras do "bem".
Substitua óleos vegetais, como canola, girassol, soja, milho e margarinas, que são extremamente prejudiciais à saúde. A maioria deles, como o óleo de canola e as margarinas, são substâncias químicas produzidas em laboratório e que causam grande intoxicação e degenerações no organismo.

As melhores opções são: azeite extra-virgem, óleo de coco, óleo de palma e manteiga ghee, que é isenta de lactose e resíduos.

6) Evite sucos.
Muitas vezes consumidos como uma opção saudável, e certamente são, se forem comparados a refrigerantes e outras bebidas. Porém, mais intenso do que o processo que ocorre com o açúcar das frutas como descrito anteriormente, os sucos ainda perdem todas as fibras das frutas quando são liquidificadas ou processadas, o que faz com que a carga glicêmica seja ainda mais alta. E, de uma única vez, consumimos açúcar em sua forma líquida em grande quantidade, o que estimula um expressivo aumento do pico de insulina e, assim, acúmulo de gordura. Se for na refeição, pior ainda!
Melhor opção: sucos que contenham folhas verdes e fibras, os famosos sucos verdes, ou bebidas naturais, como água de coco ou limonada natural.

7) Evite produtos. Coma comida de verdade.
Observe seu carrinho de compras no supermercado e comece a comprar menos coisas que vêm em caixas, pacotes, potes, saquinhos, e compre mais nutrientes: legumes, frutas, castanhas, ovos, verduras, carnes, peixes, azeites. E, ao comprar um produto industrializado, siga uma dica importante: quanto menor a quantidade de componentes, geralmente mais saudável ou menos tóxico é o produto.
Faça um treinamento: passe 21 dias sem comer nada industrializado ou processado, baseando sua alimentação em carnes, ovos, saladas, castanhas e sementes, vegetais, cogumelos, legumes, de preferência ainda crus, situação em que temos maior biodisponibilidade de nutrientes, frutas, fibras, como quinoa, amaranto, chia, linhaça, ou seja, ba-

seie-se em tudo o que a natureza pode oferecer. Verá que, após 21 dias, tempo suficiente para modificarmos nossas papilas gustativas, suas compulsões terão se reduzido drasticamente e você sentirá muita energia e disposição física; se tiver dores de cabeça ou azia e gastrites, perceberá que elas vão diminuir muito ou até desaparecer. E, como consequência desse processo de saúde, emagrecerá com facilidade!

8) Reserve um tempo para você diariamente.
É essencial às suas saúdes física, mental, emocional e até mesmo espiritual que você desfute momentos de descanso mental, que realize atividades que não tenham nada a ver com a sua rotina, que tirem você do seu núcleo comum de pensamentos. Pode ser ouvir uma música e dançar sozinho no quarto; ler um livro que não tenha nenhuma relação com seu trabalho, todos os dias, durante pelo menos cinco minutos; meditar; escrever ideias, projetos e planos; pintar; assitir a um filme; tocar um instrumento; aprender algo novo, como cozinhar ou preparar um prato saudável; fazer uma massagem. Enfim, faça coisas que deem espaço para a alma respirar e lembrar-se de que, em sua verdadeira essência, a vida é apenas mais uma experiência terrena e, portanto, não podemos nos envolver tanto a ponto de nos esquecermos de quem realmente somos.

9) Visualize-se como quer ser.
Se não está contente com a sua imagem atual, além das mudanças físicas que precisa começar a implementar, é imperativo que trabalhe isso em sua mente. A física quântica estuda em detalhes o papel de nossos pensamentos, e são eles que alteram e influenciam a matéria. Para muitos, essa ideia ainda parece algo esotérico ou difícil de entender, mas é muito simples quando pensamos, por exemplo,

nas ondas de celulares: ninguém vê nenhum cabo interligando os telefones, mas, ao discar o número desejado, ondas invisíveis são transmitidas a qualquer parte do planeta. A mesma coisa acontece com os pensamentos, que nada mais são do que ondas que podem atingir qualquer matéria, e a mais próxima é nosso corpo. Todas as transformações que desejamos têm de se iniciar na mente e, a partir daí, a matéria começará a se moldar.

É por isso também que pensamentos autodestrutivos ou a simples repetição de que somos feios, gordos, flácidos, reforçam essa realidade em nós e, mesmo quando tentamos mudar isso fisicamente, ainda assim parece que o corpo não responde proporcionalmente aos nossos estímulos.

Exercício: escreva em um papel ou molde mentalmente a imagem do corpo que quer ter e, todos os dias, durante três minutos, leia o papel com as mensagens de como você quer ser. Ou então, sozinho com seus pensamentos, reforce a imagem visual que fez de si mesmo. É um exercício contínuo, mas comece a realizá-lo e verá transformações incríveis em sua vida e em seu corpo.

"O médico do futuro não receitará remédios. Em vez disso, fará seus pacientes interessados por saúde, dieta, causa e prevenção de doenças."

Thomas Edison

CAPÍTULO 3

DESVENDANDO OS MITOS ALIMENTARES PARA UMA VIDA SAUDÁVEL

Dr. Bruno Pitanga

AS CONSEQUÊNCIAS DA OBESIDADE

✓ A obesidade contribui para lesões das articulações.

✓ O excesso de gordura aumenta o risco de osteoartrite (artrose) de joelhos e quadris por meio de processos biomecânicos e bioquímicos.

✓ Durante a deambulação (caminhar), de três a cinco vezes o peso corporal se projeta sobre a articulação do joelho.

✓ Pequenas mudanças no peso corporal resultam em grande aumento de carga sobre a articulação.

✓ A obesidade também eleva os níveis circulantes de citocinas proinflamatórias (inflamação subclínica) que promovem a degradação da matriz cartilaginosa.

✓ Estudos sugerem que ocorre um aumento no risco de osteoartrite de joelhos de até 10% para cada incremento de quilo corpóreo.

Felizmente, a diminuição de peso pode implicar significativa redução no risco.

Fatores que predispõem a osteoartrite:

- ☑ idade/sexo
- ☑ etnia
- ☑ genética
- ☑ fatores nutricionais
- ☑ OBESIDADE
- ☑ trauma
- ☑ fraqueza muscular

Resumindo: quanto maior é seu peso, mais rapidamente suas articulações de carga serão gastas. E se, além disso, você não possuir musculatura tonificada, pior será.

É por saber que a obesidade pode causar tantos problemas que devemos buscar ter uma vida saudável. Porém, não é algo que se conquista de um dia para o outro. Abandonar velhos hábitos requer força de vontade e muita determinação.

- ☑ Força (querer mudar)
- ☑ Foco (ter um objetivo)
- ☑ Fé (acreditar que é possível ter uma vida melhor)

Neste capítulo, objetivo desvendar os mitos alimentares e desmistificar as velhas máximas que costumamos ouvir e tomamos como verdade para nós mesmos. Muitas vezes, mudamos hábitos pelo que ouvimos, e não porque nos informamos.

Hipócrates, considerado o pai da medicina moderna quatrocentos anos antes de Cristo, já dizia: "Deixe que o alimento seja seu remédio e que seu remédio seja seu alimento". E essa frase tem um impacto enorme na medicina atual, uma vez que descobrimos, a cada dia, que o caminho da cura não é o tratamento, mas, sim, a prevenção das doenças. Não adianta esperarmos que a doença se instale, pois, muitas vezes, tentar tratar uma afecção, dependendo de qual seja, se torna um caminho doloroso e com final infeliz. O fundamental é compreendermos que, enquanto fazemos prevenção, ou seja, um programa preventivo de manutenção de saúde, temos um plano A, B, C, D etc. A partir do momento em que se instala uma doença, não temos mais opções. A única é o plano A, e aí o uso de medicamentos, os efeitos colaterais e as sequelas.

A MEDICINA *ANTI-AGING*, A EPIGENÉTICA E A NUTRIGENÔMICA

Os três pilares da medicina *anti-aging* são:
- ☑ modulação hormonal
- ☑ exercícios físicos moderados
- ☑ e justamente a nutrigenética

Estamos acostumados a ouvir que a genética é tudo. Herdamos as coisas boas e as ruins. Se minha avó desenvolveu câncer de mama, minha mãe também, então certamente eu também terei. Errado!

Sabemos, hoje, que a genética é responsável por apenas 15% do que apresentamos, pois 85% estão relacionados ao estilo de vida que levamos: o que ingerimos, o controle do estresse, o sono reparador, a atividade física.

Após 2003, surgiu a medicina pós-genoma, com a epigenética, que transcende a genética, e a importantíssima nutrigenômica. O termo nutrigenômica, ou genômica nutricional, é o estudo do impacto de nutrientes na expressão gênica, que permite conhecer o mecanismo de ação das substâncias biologicamente ativas contidas nos alimentos e seus efeitos benéficos para a saúde humana. Com isso, a nutrigenômica fornece meios para prevenir e tratar o desenvolvimento de doenças mediante a alimentação. Vamos entender que precisamos cuidar do nosso estilo de vida, pois somente assim haverá a possibilidade de um envelhecimento saudável evitando as famosas "doenças normais do envelhecimento". Todos nós morreremos, disso não temos dúvida. Mas a ideia é ser como a lâmpada que, segundos antes de queimar, emite seu brilho máximo.

"Doutor, eu não consigo emagrecer"; "Eu não como nada e engordo"; "Meu metabolismo é lento porque tenho tireoide".

Pare!

Todos nós nascemos com tireoide ou pelo menos deveríamos nascer. Claro que um hipotireoidismo faz o metabolismo ficar mais lento, dificultando a perda de peso, mas vocês já viram alguém obeso na Cracolândia? Eles ficam dias sem comer, pois a droga destrói o apetite e o cérebro. Por que a cirurgia bariátrica emagrece? Você não consegue comer! Simples assim. A mutilação gástrica diminui o tamanho de seu estômago e não cabe comida nele. Por isso, o índice de suicídio em bariátricos chega a 6%. Sim, em cada cem operados, seis se matam. Você retira do gordinho o maior prazer da vida dele: comer. Não estou me referindo a complicações, que são muitas, mas, sim, a suicídio. Sei que essas informações não chegam até vocês. E o pior, entre os que não se matam, o estômago vai dilatando e, depois de quatro anos da cirurgia, engordam novamente porque voltam a comer. Temos de entender que a obesidade é uma doença multifatorial. Antes de tudo, antes de qualquer tratamento, precisamos compreender como isso acontece.

Sim, por meio da compreensão, podemos obter a verdadeira solução.

Temos de entender de uma vez por todas que o problema da obesidade está na alta ingestão de carboidratos vazios. Eles viram açúcar e são armazenados em forma de glicogênio e gordura. Quando você come um pãozinho, seu corpo não sabe se é pão ou três colheres de açúcar. Para que esse açúcar seja retirado do sangue, seu pâncreas produz insulina. Esse pico de insulina faz com que suas células de gordura entrem em fase de armazenamento, levando ao ganho de peso. Sobram menos calorias para o corpo, aí ficamos famintos novamente e o metabolismo vira uma "carroça" de tão lento. Então, comemos mais e mais, liberamos mais insulina, engordamos mais e por aí vai.

Isso gera a obesidade.

Portanto, chega de desculpas esfarrapadas e procure um profissional atualizado para regular seu metabolismo e orientá-lo quanto a alimentação, suplementação, atividade física e importância do sono, pois, como falei anteriormente, temos de compreender o problema para poder solucioná-lo.

Quando vejo pacientes dizendo que não aguentam fazer dieta, que não suportam atividade física, que não conseguem ganhar massa magra (músculo), que o *personal* é muito duro, que tudo dá errado...

Olhe, quem quer realmente algo e se dedica intensamente, realiza seu sonho.

FÉ, FOCO E DISCIPLINA = RESULTADO.

Meu papel, como médico, é orientar, organizar o metabolismo hormonal, dar orientação nutricional e suplementação. Minha parte eu faço completamente, com muito amor. Preciso que o paciente siga minhas orientações. Agora, quem sai do consultório e continua fumando, tomando anticoncepcional, bebendo refrigerante...

Não existe mágica.

Tudo é fácil para quem realmente tem objetivo!

ALGUNS MITOS QUE SE REFEREM À ALIMENTAÇÃO

O MITO DO OVO

Quero começar desvendando o mito do ovo. Quem nunca ouviu dizer: não coma muito ovo; cuidado com o colesterol! Pois bem, eu como quinze ovos por dia!

Costumamos relacionar o ovo ao colesterol, mas não existe nada que comprove essa relação. Confira a porcentagem de absorção de aminoácidos (proteínas) de cada alimento. Veja que o ovo é uma fonte proteica melhor do que qualquer outra possível a nós:

- Leite materno – 49% de absorção
- Ovo (clara + gema) – 48% de absorção
- Carne, peixe e frango – 32% de absorção
- Fórmulas de aminoácidos – as melhores não chegam a 30% de absorção
- Soja – 17% de absorção
- Produtos láteos – 16% de absorção
- Clara de ovo – 17% de absorção
- Espirulina – 6% de absorção

A Universidade de Harvard realizou um estudo no qual estudantes de Medicina ingeriram 25 ovos por dia, durante três meses. Resultado: o colesterol baixou. Pena que essas coisas não prosperam na medicina. Se fosse a descoberta de uma nova medicação que as pessoas devessem usar diariamente para tratar alguma doença, podem ter certeza de que, no dia seguinte, teríamos um representante laboratorial batendo na porta das clínicas, oferecendo amostras grátis.

O colesterol é essencial à vida, pois, por meio dele, ocorre toda a síntese de hormônios sexuais no corpo.

O ovo cozido, ou *pochet*, ou batido, ou feito sem óleo ou frito em óleo de coco extra-virgem não aumenta colesterol... Nunca! A gema do ovo não é responsável pelo colesterol no sangue como pensam, pois o colesterol do ovo pode ser metabolizado de forma benigna pelo corpo. O ovo tem tudo de que a vida precisa:

- ✓ Luteína e zeaxantina, excelentes para prevenir a degeneração macular, a catarata, auxiliam na prevenção de doenças cardiovasculares, dentre outros.
- ✓ Vitamina B12, folato, vitaminas A, D, K e E, PQQ (pirrolo quinonina, benéfica para o crescimento e o desenvolvimento corporal).

- ✓ Aminoácidos, proteínas (20% das proteínas de que precisamos).
- ✓ Fosfatidilcolina, ômega 3, dentre outros.
- ✓ O consumo de ovos é excelente para diminuir o PCR (é anti-inflamatório), aumentar adiponectina (o hormônio mais abundante do corpo) e, por isso, auxilia bastante no processo de emagrecimento. Sim, o ovo emagrece!
- ✓ Aumenta o HDL (que recebe o infeliz nome de "bom colesterol").
- ✓ Diminui os níveis de insulina, portanto, auxilia na diabetes, ameniza alergias, é muito eficiente em artrites e artrose e auxilia no crescimento e no desenvolvimento, dentre outros.

É importante lembrar que ingerir ovo cru é perigoso devido a salmonellose, uma infecção que pode se instalar através das rachaduras na casca.

O ovo caipira é realmente o melhor, mas, como nem sempre temos acesso a ele, é melhor comer o não caipira do que ficar sem ovo! Este é o mito do ovo!

O MITO DO LEITE

Agora vamos para outro mito, um alimento muito consumido pelas pessoas:

O leite materno é considerado o alimento número 1 pela Organização Mundial de Saúde (OMS). A amamentação é importantíssima para os bebês. Porém, a partir dos 4 anos de idade, diminuímos a produção da lactase, enzima que digere a lactose, ou seja, o açúcar do leite. E, após os 9 anos de idade, a lactase é rara.

O Homem é o único mamífero que mama quando adulto. Não encontramos vaca mamando, não é? E elas não têm osteoporose, pois tomam sol e o seu cálcio é absorvido dos vegetais. Estudos mostram que 40% da população sofrem de intolerância à lactose. Fora os problemas intrínsecos com relação ao leite de hoje, que é repleto de antibióticos, conservantes, hormônios etc.

São inúmeros os trabalhos relacionados ao consumo de leite e câncer de próstata, osteoporose, doença cardiovascular, câncer de ovário e mama pela estrogenicidade do leite, além de acidente vascular cerebral e úlcera péptica.

Segundo um importante trabalho publicado na revista *Circulation*, 21 (1960): 538-42: "Um copo de leite a cada quatro horas para tratamento de úlcera péptica aumenta em seis vezes a incidência de infarto do miocárdio".

Todos sabemos que o leite atual passa por vários processos, como a pasteurização, para remover bactérias e micro-organismos e, com isso, a melhora da nossa flora intestinal também vai embora.

Com essa modernização, o leite de vaca está contaminado com agrotóxicos e pesticidas, pois estudos comprovam a presença de pesticidas, substâncias radioativas, metais pesados e outras substâncias no leite, as quais prejudicam os hormônios.

Já foram isolados 59 hormônios distintos no leite!

Os seres humanos absorvem apenas 32% do cálcio contido no leite de vaca.

Para termos uma ideia de como o leite não nos faz bem, o leite de soja, independente da forma com que esteja embalado, jamais é pura soja, pois isso seria absolutamente prejudicial. Esses produtos são altamente modificados em sua composição para atender a predicados mínimos da saúde nutricional, os quais foram modificados ao longo do século XX, conforme suas insuficiências e potencialidades tóxicas.

Veja os problemas de saúde infantil relacionados ao consumo de leite de vaca:
- Alergias diversas
- Infecção de ouvido
- Eczema/cólica/constipação/colite
- Diabetes tipo I/obesidade

- Comportamento e aprendizagem
- Morte súbita (alergia)
- Asma (quanto mais leite, mais asma)
- Autismo
- Esquizofrenia

Se você pensa em abandonar o leite de vaca, veja as melhores versões vegetais para a bebida, as quais garantem saúde e energia no dia a dia:

- ☑ Leite de amêndoa: é a melhor opção para quem quer emagrecer. Contém vitaminas do complexo B, que melhora a disposição para atividade física e protege seu coração de fadigas. É rico em ômega 3, gordura boa que, dentre várias funções, diminui a pressão arterial.
- ☑ Leite de arroz: é livre de caseína, proteína inflamatória responsável por diversas alergias relacionadas ao leite de vaca. A versão industrial vem acrescida com niacina (Vit B3) e ferro, substâncias que ajudam, respectivamente, o aumento do fluxo sanguíneo e o transporte de oxigênio no organismo. Cuidado, pois é rico em carboidrato simples, o que pode levar ao aumento do índice glicêmico no sangue de forma rápida e a uma hipoglicemia rebote posteriormente.
- ☑ Leite de quinoa: oferece boa dose de magnésio, mineral que auxilia a recuperação muscular e evita a fadiga. Rico em carboidratos complexos; assim, sendo absorvido de forma mais lenta, não leva a picos de insulina. O grão é rico em lisina e metionina, aminoácidos essenciais fundamentais para ganho de massa muscular. Muitos acreditam que são opções mais caras. Mas eu sempre digo: "Se você acha que cuidar da saúde é caro, tem que ver quanto custa cuidar da doença!".

O MITO DA SOJA

Outro mito que vemos por aí é de que soja faz bem para nossa saúde.

O grave e real problema sobre a soja é que não há interesse em ser revelado, isso porque a produção, o consumo, a venda e a exportação da soja rendem muito dinheiro em nosso país, e a verdade sobre esse antinutriente não convém à economia.

Vamos lá: a soja tem efeito fitoestrogênico, o que põe em risco a saúde reprodutiva das crianças. Fito, que vem dos vegetais, estrogênio, hormônio predominante das mulheres. Crianças do sexo masculino que tomam leite de soja desenvolvem gordura localizada, celulite e, pior, demoram a entrar na puberdade. As meninas desenvolvem a menarca, ou a primeira menstruação, precocemente. Além disso, a concentração de manganês é trinta vezes maior que no leite de vaca. E o excesso desse mineral leva a déficit de atenção e hiperatividade. A soja também prejudica a tireoide por possuir agentes antitireoideanos associados a doenças autoimunes que afetam essa glândula.

Pesquisas científicas mostram que a soja reduz as imunoglobulinas, facilitando a recorrência de infecções.

Será que a soja é mesmo um bom alimento? Responda-me você!

O REFRIGERANTE

Outro produto que está ao alcance de todos e é consumido por pessoas de todas as idades é o refrigerante. Nós o consumimos sem conhecer a sua verdadeira composição, não temos noção dos malefícios dessa bebida para a saúde.

Qual de nós não ouviu a frase: "Abra a felicidade!".

Se você abrir essa "felicidade", vai encontrar várias doenças!

Diga-me qual benefício você terá bebendo refrigerante?!

Você receberá algum nutriente importante consumindo refrigerante?!

Nosso corpo não foi feito para receber esse tipo de bebida! Ela foi desenvolvida apenas com o intuito comercial; somente com o objetivo de viciar!

Sempre que falo sobre os malefícios do refrigerante, as pessoas me perguntam: "Mas se faz tão mal, como pode ser vendido?". E eu respondo: "Se vendem cigarro, por que não venderiam refrigerante?".

Mas vamos ao que interessa.

Todos sabem que essa bebida faz mal, porém, muitos desconhecem o porquê.

1) Primeiro, devido à presença de xarope de milho (*High Fructose Corn Syrup*), que é altamente viciante, adoça muito mais que o açúcar e é muito mais barato. Estudos apontam que 90% dos produtos industrializados contêm esse tóxico, que é um tipo de açúcar derivado do milho transgênico e transformado em frutose após vários processos industriais. É importante ressaltar que a frutose, quando ingerida no alimento *in natura*, ou seja, na fruta, não é problema, pois suas fibras são quebradas simultaneamente. Já a frutose como adoçante ou nos sucos industrializados – e até mesmo natural em excesso – não é saudável. Nesse processo, uma dose de mercúrio é adicionada, substância número um no desregulamento da função da tireoide e que também está relacionada à causa do Alzheimer. Ele é um açúcar altamente acumulador de gordura no fígado e acaba mudando a química do cérebro, fazendo com que você queira consumir mais e mais. Nada melhor, para quem produz, do que vender uma coisa barata e que ainda vicia quem consome.

2) Segundo, a presença de NaCl (sal industrializado). Exatamente para não matar a sede. Se não mata a sede, você não vai querer parar de beber, não é mesmo?

3) Terceiro, o CO_2 ou gás, pois, como tudo fica doce e salgado, portanto, enjoativo, o gás neutraliza isso e ainda posiciona o pH em 2,5, que é extremamente ácido. Só para vocês entenderem como a escala de pH é logarítmica, e o pH do sangue é de 7,4, para um copo de coca-cola, teríamos de ingerir 32 copos de água de boa qualidade para equilibrar isso. Essa acidez é tamanha que usamos esse refrigerante para desentupir ralos e afrouxar parafusos enferrujados.

Quem consome refrigerante, comete uma loucura!

Fora os corantes e, no caso da coca-cola *diet*, ainda tem o aspartame, que é cancerígeno. Os americanos são os maiores consumidores de refrigerante do mundo. Essas bebidas são consumidas por pessoas de todas as idades, incluindo crianças. Embora seu consumo esteja relacionado a problemas de agressividade, depressão e pensamentos suicidas em adolescentes, a relação com crianças ainda não tinha sido estudada. Um novo estudo publicado no *The Journal of Pediatrics* mostrou que a agressividade, os problemas de atenção e o comportamento de isolamento das crianças estão associados ao consumo de refrigerante. Dr. Suglia e colaboradores da Escola de Saúde Pública de Mailman, da Universidade de Columbia, Universidade de Vermont, avaliou cerca de três mil crianças de 5 anos de idade. As mães relataram o consumo de refrigerante dos filhos e preencheram o Child Behavior Checklist (lista de checagem do comportamento infantil) com base no comportamento de seus filhos durante dois meses. Os pesquisadores descobriram que 43% das crianças consumiram pelo menos uma porção de refrigerante por dia, e 4% consumiram quatro porções ou mais. Mesmo após os ajustes para fatores sociodemográficos, depressão materna, violência domiciliar e encarceramento paternal, qualquer consumo de refrigerante foi associado com aumento da agressividade. As crianças que bebiam quatro porções ou mais tinham duas vezes mais propensão a destruir as coisas dos outros e a entrar em brigas. O déficit de atenção também aumentou. De acordo com o Dr. Suglia, "Nós descobrimos que o comportamento agressivo da criança é maior com aumento de consumo de refrigerante por dia". Para vocês terem uma ideia, nos Estados Unidos, essa coca-cola *diet* já está proibida pelo Federal Drugs Administration (FDA), mas, no Brasil, continua sendo vendida em todo lugar. Tais substâncias estão relacionadas com inchaço, dores de cabeça, asma, hiperatividade, falta de concentração e câncer!

Mas eu sei que algumas pessoas ainda insistem em dizer que bebem as opções zero, *light, diet*! Bebem e acham que estão fazendo as melhores escolhas! Além de todas as tranqueiras tradicionais, com exceção, ou redução, do xarope de milho, que é açúcar, elas contêm adoçantes artificiais, altamente nocivos ao ser humano. Como eu já disse, Deus não nos criou com a enzima "ciclamatase" ou "aspartamatase". São diversos estudos comprovando todos os perigos que essas bebidas causam! Certos países proíbem a venda! Mas, infelizmente, eles continuam nas prateleiras dos supermercados, bares, restaurantes etc. Precisamos vencer esse marketing estrondoso e pesado das empresas! Precisamos conscientizar as pessoas de que a saúde está em jogo e de que vale muito mais a pena evitar continuar bebendo! Precisamos mostrar a realidade para todos e começar a fazer melhores escolhas!

A alimentação é um problema muito sério. Os chineses já sabiam há muito tempo que a gente é o que a gente come.

Mas eu mudei essa frase e digo: "A gente é o que a gente absorve!".

Não absorvemos tudo o que comemos, então excretamos da forma como esse elemento entrou.

Somos o que realmente absorvemos.

OS CARBOIDRATOS E SEUS EFEITOS

- ✓ Se comermos comida saudável, teremos um organismo saudável; se comermos comida ruim, teremos um organismo ruim.

- ✓ A alimentação é fundamental quando falamos de saúde.
- ✓ Onde está o grave erro da alimentação que está gerando uma série de doenças acompanhadas da obesidade?
- ✓ Precisamos ter como exemplo, ou melhor, mau exemplo, a alimentação dos americanos, pois o mundo imita os Estados Unidos até nisso.
- ✓ O que o americano faz de tão errado para, hoje, 80% da população americana estar no sobrepeso? O fato é que 60% são obesos, 60 a 70%, diabéticos, e tudo isso por causa da alimentação.

O aconselhamento para substituir gorduras saudáveis por carboidratos refinados é, talvez, o maior erro nutricional da história da humanidade. Esse aconselhamento bizarro foi incentivado por um figurão chamado Ancel Keys, que se infiltrou, por várias décadas, entre os cientistas, buscando provas adicionais, mas sem conseguir provar nada. Mesmo assim, em 1956, a American Heart Association começou a promover a chamada "dieta prudente", que conclamava substituir manteiga, bacon, ovos e carne de boi por margarina, óleo de milho, frango e cereais. Isso levou ao lançamento das "Metas Dietárias para os Estudos Unidos" pelo Comitê de Nutrição e Necessidades Humanas do Senado, em 1977. Essas metas objetivavam aconselhar as pessoas a substituírem as gorduras por carboidratos e óleos vegetais processados poli-insaturados, incluindo os óleos de soja, milho, algodão, canola, amendoim, cártamo e girassol.

O caos estava armado!

Esse pensamento também abriu caminho para o foco bilionário da indústria farmacêutica, envolvendo estatinas e vários outros medicamentos. O que os "especialistas" desconhecem é que não foi publicado nenhum estudo, nos últimos trinta anos, que demonstrasse que não comer gorduras saudáveis previne ou reduz ataques cardíacos ou a taxa de mortalidade. Além disso, estudos populacionais do mundo inteiro não sustentam a hipótese lipídica. Então, esqueça a balela repetida por médicos desatualizados.

A "ciência" que diz que a gordura saturada por si só causa doença cardíaca inexiste. O verdadeiro motivo da doença cardíaca, provado pela ciência idônea, é a inflamação na parede das artérias causada pelo consumo excessivo de carboidratos refinados/processados, xarope de milho de alta frutose (HFCS), excesso de consumo de óleos ômega 6, como milho, soja, canola e girassol, ingestão de alimentos processados e todo tipo de lixo nutricional.

Conclusão: aqueles que condenam a gordura saturada irão morrer de infarto abraçados a um saco de pão integral de mil grãos e um pote de margarina que "protege" o coração. Se gordura/colesterol é causa de entupimento de artérias, um bebê enfartaria com menos de seis meses de vida, pois o leite materno é composto de mais de 50% de colesterol.

Qual é o problema, então? O americano come muita gordura? Não, não é esse o problema.

O problema da gordura é sério, mas fomos enganados. Enganaram a todos de uma maneira proposital, dizendo para não comer a gordura da picanha, não comer leitão à pururuca. Tudo isso para ficarmos preocupados em não comer gordura. Mas o problema não é comer gordura: ser gordo é um problema! Se você olhar o prato de um americano, vai conseguir enxergar o que chamamos de macronutrientes. Os macronutrientes são os nutrientes que conseguimos ver no prato, e os micronutrientes são os que não conseguimos ver, como vitaminas e minerais.

Os macronutrientes estão divididos em três grupos:
- ✓ gorduras
- ✓ proteínas
- ✓ carboidratos

No prato do americano, 15% são gorduras, 15%, proteínas, e 70%, carboidrato. Comer gordura não é como nos falaram: gordura faz mal, entope a coronária... Isso é uma grande inverdade!

Se eu dissesse que a gordura da picanha vai entupir a sua coronária e vai matá-lo, infartá-lo, o que você faria? Compraria uma picanha, tiraria a gordura e comeria. Mas, se eu dissesse que o biscoito de chocolate da Nestlé vai entupir a sua coronária e vai matá-lo, infartá-lo, você não o compraria e a venda cairia. Se vocês prestarem atenção, 90% dos produtos do supermercado, hoje, são carboidratos. A questão é que fomos enganados, comemos muito carboidrato e ficamos doentes.

Comer gordura não é o problema; o problema está em comer carboidrato.

O índice glicêmico mede a absorção de um determinado carboidrato, ou seja, a velocidade com que esse nutriente atinge a corrente sanguínea.

Tudo começou com a Revolução Industrial e o refino dos cereais. Antes disso, a obesidade quase não existia. O processo de refino dos cereais, que é a retirada da preciosa fibra dos carboidratos, ocasionou um aumento drástico do índice glicêmico.

Fisiologicamente, nosso pâncreas foi bombardeado pelo excesso de glicose sanguínea, o que o obrigou a produzir quantidades muito maiores de insulina para abaixar os altos índices de glicose no sangue. A insulina é o hormônio mais anabólico do organismo, mas é também o mais lipogênico, ou seja, acumula gordura nos adipócitos. Como o carboidrato refinado mantém sempre altos os níveis de insulina no sangue, as pessoas continuam acumulando gordura dia após dia. Altos níveis de insulina também inibem a quebra de gordura para ser utilizada como fonte de energia.

Basicamente, você força o organismo a utilizar somente o carboidrato como fonte de energia, e a gordura vai aumentando cada vez mais no adipócito, no estoque de gordura. Esse processo se torna um ciclo vicioso, e as consequências são os problemas de saúde mais comuns do mundo moderno:

- ✓ diabetes
- ✓ hipertensão
- ✓ AVC

- infarto (IAM)
- obesidade
- resistência à insulina

Não fomos programados para ingerir carboidratos sem fibra e pagamos um preço alto por esse hábito. Em longo prazo, destruímos nosso maior patrimônio, que é a saúde.

Temos de entender onde está o problema de comer, em uma refeição, 70% de carboidrato. O carboidrato no corpo só tem um caminho: virar açúcar. O açúcar é armazenado no corpo de forma glicogênica; não engordamos porque comemos gordura, e sim porque comemos carboidrato.

Comer um pão no café da manhã não é problema, pois você irá queimá-lo durante o dia, e aquele açúcar que o pão vai virar também será uma fonte de energia. Você vai conseguir queimar aquela energia durante o dia, caminhando, fazendo atividade física.

O grande problema é ingerir carboidrato demais ou, principalmente, na hora errada, à noite, depois das 19 horas, geralmente a hora que todos comem carboidrato, pois já estamos em casa, o telefone não toca e não há ninguém para atrapalhar. Você estará assistindo à TV e aí prepara aquele mundinho pessoal: faz uma panela de brigadeiro, come biscoitos, chocolates...

Esse carboidrato que está ingerindo vai virar açúcar, não terá como queimá-lo, e ele será armazenado porque você irá dormir, portanto, esse consumo de carboidrato à noite é o grande problema que leva à obesidade.

E, mesmo comendo carboidrato durante o dia, temos de pensar no tipo de carboidrato, pois existem alguns que são saudáveis e outros que não são nada saudáveis.

Fruta é carboidrato; quando você come uma fruta, ingere: vitaminas, minerais, fibras, enzimas que digerem carboidrato, e isso é saudável.

Agora, se come um pacote de macarrão, não tem enzima nenhuma ali, é uma caloria vazia que nada tem de bom, vai virar açúcar e será armazenado.

Temos de ter cuidado com o tipo de carboidrato que ingerimos. Certo dia, um paciente disse: "Doutor, eu sou diabético, lá em casa não tem açúcar". Então perguntei: "O que você come no café da manhã?". Ele respondeu: "Como um pedaço de pão, bolo...".

Portanto, não faz sentido, pois é o mesmo que ter açúcar!

Não podemos comer carboidrato?

A questão não é comer ou não comer; precisamos buscar o equilíbrio.

O prato ideal da dieta saudável deveria ser dividido em 40% de carboidrato, 30% de gordura e 30% de proteína.

AS GORDURAS

Mas 30% de gordura não é muito?

Não, desde que você saiba que gordura está ingerindo. Gordura é fundamental para a vida, tem ácidos graxos essenciais. Quando usamos o termo fundamental, é porque o corpo não produz, e ele precisa dela todos os dias, por isso a gordura é fundamental, ácido graxo é essencial.

E o que é a proteína? É uma cadeia de aminoácidos, quando você digere uma carne, essa digestão vai quebrar a proteína em aminoácidos, para que eles sejam absorvidos.

Há oito aminoácidos essenciais que precisamos ingerir todos os dias, pois nosso corpo não os produz. Encontramos os aminoácidos em carnes, como carne vermelha, carne branca, ovo, alimentos riquíssimos em aminoácidos. São oito aminoácidos essenciais, três ácidos graxos essenciais e, sinto muito em dizer, mas não há carboidratos essenciais.

E quais são as principais fontes de proteína?

Ovos, peixes, tofu – queijo de soja, leite e derivados. O queijo cottage tem baixíssimo teor de gordura. Carne vermelha magra, peito de frango, feijões e soja também são fontes de proteína.

Não é comendo apenas proteína que os músculos irão crescer. Mais uma vez, eu digo: procure sempre a ajuda de um profissional especializado para fazer uma dieta personalizada, de acordo com as suas necessidades nutricionais.

Para falar das gorduras, primeiro temos que falar dos óleos vegetais hidrogenados. Antigamente, usava-se banha de porco. Se vocês olharem as fotos de nossos antepassados, poderão ver que todos eram magros. Como não havia geladeira, tudo era guardado nos tonéis de banha de porco. De repente, surgiu o mito de que banha de porco faz mal, e isso é uma grande inverdade. A banha de porco é fantástica, e vocês entenderão o porquê mais adiante.

De onde surgiu essa história de fazer óleo vegetal e óleo vegetal hidrogenado?

Em 1913, surgiram os óleos vegetais hidrogenados nos Estados Unidos. Imaginem: espremer uma planta e ganhar dinheiro com esse tipo de óleo. Só que naquele ano, nos Estados Unidos, não existia nenhum relato de infarto no coração. Em 1930, dezessete anos depois que surgiram os óleos vegetais, já existiam trinta mil casos de infarto nos Estados Unidos, e aí vocês podem dizer: "Ah, naquela época, se vivia muito pouco e então por isso se morria pouco de infarto". Tudo bem, mas, como dezessete anos depois, os casos subiram para trinta mil? Isso quer dizer que tudo tem relação com o óleo vegetal, todos eles, de soja, de girassol, de milho, canola. O canola, que tem até o selo da Sociedade Brasileira de Cardiologia, é o pior de todos e o mais caro.

Vamos conhecer melhor esse óleo. Para que qualquer óleo vegetal não se estrague e nem fique rançoso na prateleira do supermercado, tem de ser hidrogenado, porque aí ele pode durar o resto da vida naquele recipiente, que não vai estragar. Porém, todo óleo vegetal, quando aquecido em altas temperaturas, vira uma gordura chamada gordura trans, que é altamente maléfica.

Essa gordura trans, juntamente com o carboidrato, é que vai entupir a coronária.

Sempre digo para as pessoas fazerem um teste: use óleo vegetal, qualquer um deles que você escolher, e desligue o exaustor da cozinha durante sete dias. Depois desse período, coloque a mão na prateleira da cozinha. Você vai perceber a sua mão colar, grudar. É exatamente isso o que acontece com a parede da coronária: vai criar uma placa gordurosa que cola e atrapalha a passagem do sangue, atrapalha a dilatação da artéria. Você vai acabar tomando anti-hipertensivo e, no futuro, acabará infartando.

Quando fazemos o mesmo teste com banha de porco, a mão escorrega, fica lisa. A mesma coisa acontece na parede da coronária, e assim facilita a passagem do sangue. Banha de porco é muito importante porque, mesmo aquecida, ela jamais vira gordura trans; ela não vira uma cola; fica sempre escorregadia.

Precisamos voltar para banha de porco?

Não.

Ela até dá um gostinho especial, mas o que é melhor ainda que a banha de porco, e eu oriento vocês a usarem, é o óleo de coco. Ele age do mesmo modo que a banha de porco, jamais vira gordura trans, mesmo usado e reaquecido.

Quer ter saúde? Não use óleo vegetal; use banha de porco ou óleo de coco.

Por que o óleo canola, que é tão falado, não é bom? Porque óleo de milho é de milho, óleo de soja é de soja, óleo de girassol é de girassol, mas e o óleo de canola? Canola é uma sigla para citar uma planta que existe no Canadá, chamada colza. É uma planta linda, amarelinha, e dá em tudo que é lugar, igual mato aqui. Canola é uma sigla inglesa que significa CANadian Oil Low Acid (baixas doses de ácido no óleo canadense).

Nenhum inseto pousa nessa planta e nenhum bicho a come, mas, como é abundante lá, pensaram em como fazer dinheiro com isso. Então a espremeram, saiu um óleo e viram que ele continha altas concentrações de ácido erúcico – um veneno de matar formiga –, e então diluíram o óleo para ele ficar fraquinho e diluir também o veneno. Hoje é vendido como o melhor óleo que existe.

Canola? Nem pensar!

O melhor de todos é o óleo de coco, porque o coco é um alimento extremamente nutritivo, numa escala da OMS de melhores alimentos. O número um é o leite materno, o número dois é o ovo e o número três é o coco, portanto, o coco, em qualidade de alimento, está em terceiro lugar em nível mundial. É um alimento extremamente saudável e uma gordura benéfica para o corpo.

Coco engorda? Coco não engorda, mas, sim, emagrece, e a gordura a ele associada é um mito.

A carne e a água do coco contêm substâncias incríveis: ácido láurico, ácido cáprico e ácido caprílico. O ácido láurico, dentro do estômago, vira uma substância chamada monolaurina, que é antibactéria, antifungo e antiparasita. Uma substância natural que protege contra vírus, fungo e bactéria.

O coco inibe a leptina, que é o hormônio da saciedade; conseguimos não sentir fome comendo coco, portanto, ele emagrece de forma indireta. Desse modo, a história de que coco engorda não existe. O líquido natural no interior do coco, devido à sua grande quantidade de eletrólitos, como potássio, sódio, magnésio e cálcio, foi muito utilizado para hidratar os pacientes, diretamente na veia, em emergências na Segunda Guerra Mundial.

Quando analisamos os valores nutricionais, a água de coco mostra suas múltiplas utilidades. Com baixo valor calórico – são 17,4 calorias por 100 gramas –, a água contém vitaminas do Complexo B, como a B3, ácido pantotênico, biotina, riboflavina B2, ácido fólico, aminoácidos e vitamina C.

Uma curiosidade: você sabia que a água de coco ajuda a eliminar as toxinas em caso de intoxicação por medicamentos? Essa foi a conclusão de um estudo publicado em 2010 no *Journal of Applied Sciences Research*.

Outra vantagem do consumo da água de coco é seu comprovado efeito antioxidante e vasodilatador, diminuindo a pressão arterial. Rico em L arginina, aminoácido que aumenta a produção de óxido nítrico, e em vitamina C, que, em pesquisas com ratos, demonstrou reduzir a peroxidação lipídica, ou seja, o envelhecimento celular.

Minha dica é optar sempre por ingerir a água de coco natural. Uma boa sugestão de consumo é após a atividade física. O alimento ajuda no fornecimento de energia para os músculos, além de auxiliar na reposição de minerais perdidos durante a prática de atividades físicas.

Qual é o outro grande problema da gordura?

Falaram muito mal da manteiga; é claro que tudo em excesso faz mal, inclusive água, e a manteiga tem o ácido butírico, que previne o câncer no aparelho digestivo. Margarinas Claybom, Doriana, Becel, joguem fora! Não as dê para o inimigo porque a energia ruim volta para você. A margarina Becel é como o óleo de canola, tem o ácido erúcico.

Certa vez, um paciente disse: "Doutor, desculpe-me, mas não acredito em nada do que o senhor está falando". Respondi: "Faça um teste. Pegue a Becel e coloque na caixa de gordura do exaustor, e você verá que não vai chegar nenhuma barata ou formiga".

Imaginei que o paciente não faria o teste, porém, duas semanas depois, ele voltou ao consultório dizendo que realmente nenhum bicho se aproximou.

Manteiga é muito melhor!

É claro que a manteiga orgânica, que chamamos de manteiga ghee, é a melhor que tem. Aprenda uma coisa: compre manteiga sem sal e aqueça-a na frigideira. Ela apresentará uma espuma, uma nata. Retire a espuma, porque é aí que está a lactose, e deixe esfriar; logo após, coloque-a num recipiente de vidro.

Outro problema de gordura é que sabemos que existem as gorduras essenciais. Todos devem usar o azeite na salada e não cozinhar com azeite, porque o azeite aquecido vira gordura trans. O azeite é importante, é uma gordura essencial, mas temos de saber comprá-lo. O azeite tem algumas características importantes: precisa ser extra-virgem, prensado a frio porque, se aquecê-lo, ele vira gordura trans, e não pode estar na lata porque ela oxida o azeite e ele estraga, tornando-se uma gordura ruim, inflamatória; deve estar no vidro escuro para a luz não oxidá-lo.

Quanto ao azeite nacional, sinto dizer que o Brasil é o único país no mundo que permite acrescentar até 70% de outros óleos no seu azeite. O azeite deve ser importado, de preferência, num vidro escuro, extra-virgem e prensado a frio.

Nós *não temos de nos preocupar* com a gordura; devemos nos preocupar com carboidrato!

O PERIGO DOS CARBOIDRATOS

Tudo que comemos hoje é carboidrato e vira açúcar.

Mas, nos Estados Unidos, todos comem bacon no café da manhã!

Isso não tem problema, pois o que está matando o americano é o carboidrato. Basta vocês observarem um lanche do McDonald's, que chamamos de "Mc lanche infeliz". Vejamos a seguir o porquê.

O pão é carboidrato, a carne é proteína, a batata é carboidrato e o refrigerante é carboidrato. Portanto, temos 70% de carboidrato, 15% de proteína e 15% de gordura. É assim que estão engordando lá! Isso porque a dieta americana de 70%, 15% e 15% é um absurdo. Esse é um exemplo para explicar o que é macronutriente e micronutriente.

Podemos comer carboidrato?

Claro que sim, mas é importante respeitá-lo.

Não faz atividade física nenhuma e à noite vai a um rodízio de pizza, não há mágica, você vai engordar porque armazenará aquilo tudo e vai virar açúcar. Comer carboidrato pela manhã em quantidade moderada não tem problema porque se transformará em energia e você vai queimá-la. Temos de consumir carboidrato com inteligência, e não à noite, quando a alimentação pode ser baseada em fruta, ovo, omelete, carne. Precisamos fugir de carboidrato à noite.

Como eu disse, tudo que comemos é carboidrato e vira açúcar, portanto é um problema muito sério se também comermos açúcar ou usarmos açúcar no preparo dos alimentos.

Não se deve ter açúcar em casa.

OS ADOÇANTES

Temos outras opções para substituir o açúcar: os adoçantes.
Adoçante é um problema?
Um problemão! Alguns deles fazem mais mal do que fumar ou ingerir açúcar.

Falar de aspartame é um assunto muito sério, ele é o açúcar que está na coca *diet*, na lata preta, que é proibida nos Estados Unidos e na Europa, e está indenizando famílias por conta de câncer causado pelo aspartame.

O aspartame é uma substância que, quando atinge 30 graus, se divide em duas substâncias: o ácido fórmico (aldeído) ou formol e metanol, que é combustível de carro. Você está ingerindo uma substância que a 30 graus vira isso, e o corpo humano tem 36,5 graus. Faz mal para todo o organismo! Existem as excitotoxinas, que aumentam a estatística de Alzheimer e esquizofrenia, para pacientes que já é predisposição a esquizofrenia. Tudo por conta do aspartame!

Sempre se discutiram muito os malefícios do aspartame, mas, nos últimos dez anos, depois de estudos acadêmicos e científicos, o mundo começou a dar mais atenção ao problema. Esse ácido tem uma ação deletéria no neurônio. Para facilitar o entendimento, o neurônio é um nervo, e o principal envoltório das fibras nervosas é a bainha de mielina. Fazendo uma básica comparação, é como se o neurônio fosse um fio elétrico e a capinha em volta, a mielina. Ou seja, esse ácido corrói essa capa, destrói essa fibra, e isso gera problemas neurológicos severos. A literatura é farta sobre esse assunto; há muitos livros e trabalhos acadêmicos mostrando o perigo do aspartame.

Qual o adoçante que recomendo usarem sem preocupação? Existem três que são os mais interessantes:

1) Stevia 100%, que é barata, não tem caloria nenhuma e não traz impacto no índice glicêmico, além de ter um poder adoçante quase trezentas vezes maior do que o próprio açúcar. Na sua versão em pó, a stevia é rica em magnésio, manganês, potássio, selênio, zinco e vitamina B3.

2) O xilitol é uma alternativa verdadeiramente saudável que também pode satisfazer o paladar por doce, substituindo o açúcar (sacarose). Mais de 1.500 estudos científicos demonstraram que o uso de xilitol pode ajudar a eliminar a ansiedade pelo açúcar, reduzir os níveis de insulina e alcalinizar o corpo! Ele ajuda no caminho para a boa saúde e longevidade e ainda promove o aumento da densidade óssea! Imagine não ter de sentir aquele sentimento terrível de culpa quando você morde um *brownie* que foi adoçado com xilitol!

O xilitol é uma substância natural produzida pelo corpo diariamente e também presente em alguns frutos, bagas, cogumelos e milho. É um adoçante natural que lembra o açúcar, mas, diferente deste, é amigo dos dentes e da boa saúde. Seu teor calórico é 40% menor quando comparado ao açúcar!

De acordo com estudos conduzidos na Finlândia, o xilitol auxilia na prevenção das cáries, na redução da placa e atração seguida de destruição de micro-organismos nocivos e, na boca, é capaz de remineralizar dentes danificados. Ideal para quem quer perder peso, o xilitol tem impacto mínimo nos níveis sanguíneos de açúcar e pode, assim, ser usado com segurança por diabéticos e por aqueles que estão envolvidos em um programa alimentar para redução de gordura corporal e ganho de massa magra.

3) A ribose é o melhor adoçante, mas ainda é muito cara e não é fácil de achar. Então, em termos de custo benefício, a stevia é a melhor.
O açúcar mascavo é interessante para crianças; o açúcar refinado, quanto mais branquinho, mais veneno e menos nutrientes ele tem. O açúcar cristal é muito ruim, mas é melhor do que o refinado. O açúcar mascavo é interessante para criança, pois tem minerais e é mais natural, apresentando, ainda, alguns nutrientes. Mas o ideal é ingerir o mínimo possível de açúcar. Algumas crianças têm resistência a adoçantes, e aí o açúcar mascavo seria uma saída.
Para os adultos, eu indicaria esses três adoçantes, stevia 100%, o xilitol ou a ribose.

O VERDADEIRO SAL E O CLORETO DE SÓDIO

Quando o assunto é alimentação e saúde, é importante que falemos de outro veneno, que é o sal. Sabemos que o sal aumenta a pressão arterial, gerando uma série de problemas. Mas ele não é o grande vilão, e sim o que chega à casa das pessoas: o cloreto de sódio, pois é o que sobra no processo de refinamento do sal. Temos o cloro e o sódio; o cloreto de sódio são duas substâncias que trazem muito problemas para a saúde.

A maior jazida de sal hoje fica no Himalaia, e não vai acabar. O mar secou e sobrou muito sal, gerações e gerações vão ter cristais rosa de sal, que se chamam sal rosa do Himalaia. Qual a diferença do cloreto de sódio para o sal rosa do Himalaia? Cloreto de sódio é composto de cloro e sódio, e o sal rosa do Himalaia tem mais de oitenta minerais. Enquanto um tem duas substâncias, no outro, há 84 substâncias nutritivas, como o iodo, manganês, magnésio e vários minerais de forma abundante. E esse sal modula a pressão arterial, diferente do outro, que só aumenta. Esse não; se a pressão estiver alta, ele a abaixa e, se estiver baixa, ele aumenta.

Aí surge a questão: quando você usa sal refinado, sal de cozinha, a orientação é quanto menos, melhor. Já o sal rosa do Himalaia você usa a gosto porque trará mais benefícios do que problemas. Não se deve usar sal de cozinha!

Quando o assunto é saúde, é preciso saber que não se pode ter sal nem açúcar na frente, ou causará problemas. Sal e açúcar não podem existir em nenhuma despensa! Já o sal marinho, o sal rosa do Himalaia e a flor de sal são sais bem naturais, sem os problemas do refinamento, sem problemas para a saúde.

Há trabalhos acadêmicos que comprovam que, se você ingerir uma colher de chá de sal rosa do Himalaia, será muito melhor e mais saudável do que um comprimido de polivitamínico desses de A a Z. De fato, esses polivitamínicos não valem nada! Usar o sal rosa à vontade faz muito bem!

SEM AÇÚCAR, SEM SAL E RESPEITANDO OS CARBOIDRATOS

Se você não respeita o carboidrato, ele não respeita você, e você vai engordar, enfrentar uma série de doenças que vêm atreladas à obesidade, como diabetes, dificuldade de dormir e respirar, e mais outras tantas.

O GLÚTEN E A INTEGRIDADE INTESTINAL

Para finalizar, gostaria de falar sobre um assunto que está em alta: o glúten.

É importante dizer que ele não existe na natureza, ou seja, é um elemento criado pelo homem por meio da mistura do trigo, cevada, aveia ou centeio, junto com água e energia. É um compósito de proteínas encontrado em vários tipos de cereais, e composto por duas proteínas, a gliadina e a glutenina. É à porção da gliadina que as pessoas reagem negativamente.

Quando a farinha é misturada com água, o glúten forma uma rede de ligação cruzada de proteínas de aspecto pegajoso, dando propriedades elásticas e permitindo que a massa do pão, por exemplo, cresça quando cozida. É importante entender que, quando há intolerância, o paciente apresenta sintomas gastrointestinais e quando a pessoa tem hipersensibilidade ao glúten, não há sintomas típicos ou fixos. No caso das alergias, nem sempre o paciente apresenta diarreias ou edema de glote, porém há irritabilidade e até distúrbios menstruais.

Quando o glúten chega ao lúmen intestinal, causa desequilíbrio na microbiota intestinal, gerando uma disfunção denominada hipermeabilidade intestinal que, como o próprio nome já diz, tem como consequência a perda da seletividade e da função de permeabilidade da mucosa intestinal.

Quer recuperar sua integridade intestinal?
Aqui vão algumas dicas:
- ✓ Remova o trigo, centeio, cevada e aveia.
- ✓ Avalie a possibilidade de remover também leite e derivados, além de milho e soja.
- ✓ Reduza ao máximo o açúcar, preferindo stevia pura, xilitol, taumatina ou D-ribose.
- ✓ Optar por carboidratos de baixa carga glicêmica.

É claro que estas são apenas algumas sugestões, o ideal é ter a orientação de um profissional especializado, nutricionista ou médico.

MENSAGEM FINAL

De que adianta ter dinheiro sem ter saúde?

O maior bem que possuímos é a nossa saúde. Por isso, insisto em lembrar que o "segredo" está na medicina preventiva, e não no tratamento de doenças. Procure ter hábitos saudáveis, como praticar atividade física regularmente, ter um sono reparador e alimentar-se de forma saudável. Procure um bom *personal*, um nutricionista atualizado e um médico de sua confiança para ajustar seu metabolismo.

A ideia é envelhecer muito, mantendo-se o mais jovem possível!

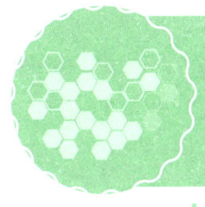

CAPÍTULO 4

HORMÔNIOS E TRANSTORNOS HORMONAIS

Dra. Dayse Caldeira

A "NOVA" MEDICINA E A QUEBRA DE PARADIGMAS

Devido ao caos na saúde mundial com o drástico aumento das doenças crônicas não transmissíveis – diabetes, doenças cardiovasculares, obesidade –, muitas pessoas estão se conscientizando da necessidade de adquirir bons hábitos alimentares e de praticar exercícios físicos regulares para serem saudáveis. É necessária a adoção de um novo estilo de vida, porém a medicina tradicional prefere remediar a prevenir. Esse, definitivamente, não é o melhor caminho.

A medicina evoluiu muito rápido! A ciência está a nosso favor, porém, uma estranha e incômoda inércia permanece. Vamos a uma situação para que fique bem claro: em 26 de junho de 2000, o Internacional Human Genome Sequencing Consortium anunciou a produção de um rascunho da sequência do genoma humano. Em abril de 2003, foi anunciada uma versão essencialmente finalizada. Entramos em uma nova era! O conhecimento sobre o genoma tem o potencial de mudar fundamentalmente as percepções mais básicas do mundo biológico, e a sua compreensão vai revolucionar o conceito de saúde, melhorando nossa vida de maneira extraordinária!

Veja bem: se existisse uma máquina do tempo e pudéssemos voltar para a época dos nossos avós, como você acha que eles reagiriam se lhes disséssemos que, num futuro não muito distante, entraríamos na era do genoma humano? Acho que, no mínimo, falariam: "Geno o quê, meu filho? Pare com essa palhaçada e respeite os mais velhos!".

O novo assusta! O novo incomoda porque mexe com nossos sentimentos mais internos. Se você optar por segui-lo, terá de sair da sua zona de conforto e agir. Porém, muitas pessoas passam a vida toda enraizadas na mesma situação de inércia e conformismo por medo das mudanças.

Não podemos permanecer indiferentes quanto à evolução e à quebra de paradigmas, tanto na medicina quanto em nossa vida pessoal. É fundamental que tenhamos humildade frente aos novos conhecimentos. Alguns poderão reagir violentamente às novas evidências científicas. Já outros ouvirão, farão suas pesquisas e tirarão as próprias conclusões e, assim, levarão ou não para sua vida os novos conceitos. Esse é o grande diferencial entre o medíocre, que abaixa a cabeça e segue a manada, e o excelente profissional, que acompanha a evolução da medicina.

O QUE É MODULAÇÃO HORMONAL?

Muito se fala, por aí, a respeito de modulação hormonal, porém esse tema ainda é cercado de mitos e falácias! Por isso, vou tentar esclarecer de forma simples e direta a enorme e fundamental importância dos hormônios em nossas vidas.

Os hormônios são os mensageiros químicos segregados diretamente na corrente sanguínea, que os transporta aos órgãos e tecidos do corpo a fim de que exerçam suas funções. São vários tipos de hormônios que atuam sobre diferentes aspectos nas funções e nos processos corporais.

Funções hormonais:
- ✓ Permeabilidade celular
- ✓ Síntese de proteínas
- ✓ Ativação enzimática
- ✓ Ativação de gens

Podemos dizer que o hipotálamo é o "maestro" e nossos hormônios são os "instrumentos" da grande orquestra que é o organismo humano. No entanto, por volta dos 25 ou 30 anos de idade, nossos níveis hormonais começam a declinar progressivamente de 1 a 3% por ano, iniciando as pausas hormonais. Nossa "orquestra", que até então tocava harmonicamente, começará a desafinar em várias notas! Isto contribui para os sintomas do envelhecimento, como cansaço, queda na libido, diminuição da memória, ganho de peso, aumento de flacidez, diminuição do humor, aparecimento de rugas e aumento dos riscos de doenças do envelhecimento, por exemplo, câncer, Alzheimer, infarto etc.

Principais pausas hormonais:
- ✓ Adrenopausa
- ✓ Tireopausa
- ✓ Melatopausa
- ✓ Menopausa
- ✓ Andropausa
- ✓ Somatopausa
- ✓ Eletropausa

Os princípios básicos da modulação hormonal bioidêntica são:
- ✓ manter os níveis hormonais no limite superior da curva de referência da normalidade, ou seja, níveis ótimos hormonais;
- ✓ monitorar os resultados por meio da avaliação objetiva e subjetiva de resposta clínica do indivíduo;

- monitorar os níveis hormonais por meio de avaliações séricas periódicas.

Os hormônios podem ser classificados em:
natural: o hormônio cuja fonte é a natureza, seja animal, vegetal ou mineral, o qual não sofre nenhuma modificação artificial;
bioidêntico: hormônio produzido por meio de um processo artificial, em laboratório, mas com estrutura molecular igual ao hormônio humano;
sintético: hormônio produzido por meio de um processo artificial, em laboratório, com estrutura molecular diferente.

Todos nós vamos envelhecer, isso é inevitável. Esse processo não pode ser interrompido. Porém, o processo do envelhecimento normal pode ser retardado e otimizado com modulação de hormônios bioidênticos.

O termo "bioidêntico" refere-se a um hormônio, embora quimicamente sintetizado, que tem a mesma estrutura molecular que o hormônio produzido no corpo humano, incluindo progesterona, estriol, estradiol, pregnenolona, DHEA, t3, melatonina, GH e testosterona.

Os níveis hormonais otimizados podem prevenir, com sucesso, sintomas, condições e doenças relacionadas à idade, incluindo:
- doenças cardiovasculares
- diabetes
- ganho de peso
- declínio mental
- depressão
- osteoporose
- perda da libido e da função sexual
- câncer

Ocorre também melhoria significativa na qualidade de vida. Viver mais tempo, sim. Mas é mais importante viver um longo período de tempo física e mentalmente saudável, sem doença.

Como diz meu mestre, Dr. Ítalo Rachid: "O corpo humano é hormônio-dependente".

O PODER DA TESTOSTERONA

Esse tema, apesar de direcionado ao time masculino, também interessa a nós, mulheres, porque não vivemos sem eles. Nem que seja para trocar uma lâmpada ou matar uma barata, não é, meninas? Brincadeira para descontrair, antes de entramos em um assunto extremamente sério!

A maioria das pessoas relaciona a testosterona à potência sexual. Ledo engano! Isso acontece porque esse hormônio exerce mais de duzentas funções, e o órgão do corpo que mais tem receptores para testosterona é o coração, depois o cérebro e os ossos. Quem não tem níveis adequados de testosterona fica mais susceptível a doenças cardiovasculares, alterações na função cerebral e osteoporose!

Além desses órgãos, existem outros sistemas e órgãos influenciados pela testosterona, como: órgão sexual masculino, medula óssea, sistema sanguíneo hematopoético, pele, fígado e músculos. Além disso, alguns fatores estão relacionados com o aumento e a queda dos níveis de testosterona, por exemplo:

AUMENTO:
- Emoções positivas
- Alimentos ricos em proteína
- Alimentos ricos em gordura saturada

DIMINUIÇÃO:
- Atividade física intensa, como a dos atletas
- Estresse emocional intenso
- Carboidratos refinados
- Uso de hormônios sintéticos ("bombas")
- Idade (aproximadamente aos 27 anos pode começar o declínio hormonal)
- Obesidade

VOCÊ CONHECE AS FUNÇÕES DA TESTOSTERONA?

- ✓ Preserva o sistema cardiovascular.
- ✓ Melhora memória e cognição – aumenta a irrigação sanguínea cerebral e o número de conexões entre os neurônios.
- ✓ Reduz colesterol, aterosclerose, pressão arterial.
- ✓ Diminui a incidência e a severidade da obesidade e diabetes tipo II.
- ✓ Aumenta massa muscular; reduz massa gorda.
- ✓ É responsável pela saúde sexual masculina.
- ✓ Melhora o bem-estar e o humor.
- ✓ Reduz ansiedade.

A queda da testosterona poderá ocasionar:
- ✓ gordura abdominal
- ✓ fadiga
- ✓ mau humor
- ✓ depressão
- ✓ ansiedade
- ✓ osteoporose
- ✓ resistência insulínica
- ✓ obesidade
- ✓ redução de massa muscular
- ✓ perda do desejo sexual
- ✓ elevação da pressão arterial
- ✓ aumento da ocorrência de diabetes
- ✓ aumento do risco de doenças cardiovasculares

Concluindo, a importância do hormônio testosterona vai muito além do que a maioria imagina, como o aumento da potência sexual e o ganho de músculos na academia. A deficiência desse hormônio tem um significativo impacto negativo na saúde dos homens e das mulheres!

Como estão seus níveis hormonais?

OS ANTICONCEPCIONAIS E OS HORMÔNIOS

No dia 18 de agosto de 1960, foi lançado o contraceptivo oral Enovid-10 nos Estados Unidos.

A pílula significaria uma verdadeira revolução nos hábitos sexuais do mundo ocidental, que pôs fim a séculos de repressão, sobretudo para as mulheres, e alterou padrões de comportamento e estilo de vida. A grande contradição está justamente no fato de que o anticoncepcional foi criado para dar à mulher liberdade para ter relações sexuais sem a "obrigação" de procriar, mas, sim, ter prazer apenas! Mas que prazer é esse, se um dos efeitos adversos dos anticoncepcionais, dentre outros, é a queda dramática da libido?

Vou explicar de uma forma bem simples o mecanismo de ação dos contraceptivos hormonais:

O principal objetivo dos contraceptivos hormonais é a produção de ciclos reprodutivos femininos sem ovulação. Esse objetivo é atingido por meio do estrogênio, com ou sem progesterona, presente nos contraceptivos hormonais que agem no hipotálamo e na hipófise na inibição de hormônios essenciais para que ocorra a ovulação. Haverá aumento da produção hepática da globulina fixadora dos esteroides sexuais (SHBG), que têm uma grande afinidade com a testosterona e pouca com o estrogênio, levando a uma diminuição da fração livre de testosterona, fração biologicamente ativa, reduzindo, assim, os níveis de andrógenos livres. Resumindo, o SHBG se liga à testosterona e deixa a mulher com níveis baixíssimos para atuar nas suas células. Dessa maneira, sem testosterona, haverá queda na libido e, certamente, essa mulher apresentará:

- ✓ flacidez
- ✓ diminuição do tônus muscular
- ✓ celulite
- ✓ gordura localizada
- ✓ sofrimento na academia e dificuldade em ganhar músculos

Além disso, há outros malefícios do uso dos contraceptivos hormonais:

- ✓ aumento de duas a três vezes no risco de se ter trombose venosa
- ✓ aumento de duas a três vezes do risco de derrame cerebral e infarto do miocárdio
- ✓ aumento do risco de carcinomas ovarianos ou endometriais

Esses valores podem ser verificados em exames de sangue ou na saliva, e os resultados são dramáticos! É fundamental que você entenda o papel essencial que esse hormônio exerce no corpo, por meio de suas funções anabólicas e de reparo celular. São mais de duzentas funções. Os órgãos do corpo que mais têm receptores para esse hormônio, como já disse, são o coração, o cérebro e os ossos.

Quem não tem níveis adequados de testosterona fica mais susceptível a doenças cardiovasculares, alterações na função cerebral e osteoporose, além de não conseguir atingir seu objetivo de hipertrofia/tônus muscular.

Marque uma consulta com um ginecologista que entenda de fisiologia hormonal e veja outras possibilidades de métodos contraceptivos, por exemplo, o DIU.

HORMÔNIO DO CRESCIMENTO: O HORMÔNIO DA VIDA!

Hormônio do Crescimento (GH) é "bomba"?

No nosso dia a dia, essa é uma pergunta relativamente frequente, pelo fato de as pessoas relacionarem tal hormônio aos grandes fisiculturistas ou frequentadores de academia que desejam ficar com o "corpo riscado". Porém, o hormônio do crescimento é usado quando há necessidade de reposição em caso de deficiência, e não deve ter sua importância limitada ao uso nas academias de ginástica para fins meramente estéticos, por ignorância ou preconceito.

O GH é produzido e armazenado em grandes grânulos densos das células acidófilas (somatotrofos) do lobo anterior da hipófise, que correspondem a 50% das células secretoras da adenoipófise. É secretado em pulsos, com intervalos de vinte a trinta minutos, e de forma irregular. A liberação pulsátil do GH é regulada pelo hormônio liberador de hormônio do crescimento e pelo fator inibidor da somatostatina. É devido também a oscilações intracelulares espontâneas de cálcio nos somatotrofos. Os picos ocorrem à noite, por isso o sono é um importante aliado na produção do hormônio do crescimento, e é durante a terceira fase dele que ocorre a maior produção, ou após estímulo agudo de liberação. O hormônio do crescimento age no fígado, dando origem a polipeptídeos chamados somatomedinas, ou fatores de crescimento, que estimulam o crescimento dos tecidos. Esses fatores podem ser secretados não só pelo fígado, mas por outros tecidos, em resposta à estimulação pelo GH.

As principais somatomedinas circulantes são os chamados fatores de crescimento insulínico, os IGFs (*insulin-like growth factors*), pelo fato de apresentarem grande semelhança estrutural com a proinsulina, sendo IGF-I ou somatomedina-C, que atua pronunciadamente no crescimento, e IGF-II.

Estudos comprovaram que, a partir da terceira década de vida, a produção diária de GH diminui 14% a cada década, tanto em número quanto em intensidade dos picos de secreção diária. Os primeiros estudos sobre reposição de GH em adultos com deficiência foram publicados no final da década de 1980, após a introdução do GH recombinante.

Foi demonstrado que adultos com deficiência de GH têm várias características em comum, incluindo:
- ✓ mudanças na composição corporal: obesidade com predomínio de gordura visceral e redução na massa magra
- ✓ alterações no metabolismo lipídico: colesterol total e LDL aumentados, redução de HDL e hipertrigliceridemia
- ✓ alterações no metabolismo glicídico: resistência insulínica
- ✓ força e massa muscular diminuídas

- redução da densidade mineral óssea, com maior prevalência de osteoporose e maior risco de fraturas
- diminuição da capacidade de exercício
- piora da qualidade de vida: especialmente nas áreas de energia — isolamento social, distúrbio emocional e vida sexual
- mortalidade prematura: especialmente por doença cardiovascular

A Sociedade de Pesquisa de Hormônio do Crescimento reuniu-se para avaliar alguns aspectos do uso do hormônio GH e verificar se algumas preocupações com sua utilização encontram respaldo na literatura especializada. Ao lado da análise sobre a segurança de seu uso em crianças, a Sociedade concentrou-se nos aspectos de segurança com o uso do GH em adultos: metabolismo da glicose.

A prevalência de diabetes mellitus está aumentada em adultos hipopituitários, e as ações metabólicas do GH incluem antagonismo à insulina. Recomenda-se a avaliação do metabolismo glicêmico em todos os pacientes, antes e após administração de GH.

Diabetes ou tolerância a glicose alterada: não são contraindicações do uso de GH. O exame de fundo de olho deve ser periodicamente realizado, e o desenvolvimento de retinopatia proliferativa exige a suspensão do uso do GH.

A retenção de fluidos pode ocorrer especialmente nas fases iniciais do uso da medicação. Em parte, isso reflete a normalização da hidratação tecidual induzida por GH e dependente da dose. No caso de sintomas persistentes, a diminuição na dose deve ser considerada. Cuidado especial em pacientes com insuficiência cardíaca congestiva.

Quanto ao risco de câncer e recorrência de tumor, tem sido documentada uma incidência aumentada de certas doenças malignas, especialmente recorrência de tumor em adultos hipopituitários, mas não há evidência de que tal fato esteja associado à reposição com GH.

Na interação com outros hormônios, os hormônios tireoidianos parecem ter um importante papel sobre a secreção do hormônio do crescimento, apesar de pessoas com hipotireoidismo apresentarem concentração basal de GH normal. O hormônio tri-iodotironina (T3) causa aumento na concentração de RNAm, favorecendo aumento na síntese de GH.

O GH aumenta a conversão de T4 a T3 e pode desmascarar um hipotireoidismo incipiente. Pode reduzir a concentração de cortisol total, diminuindo a globulina ligadora (CBG). Pode também reduzir a biodisponibilidade de cortisol, aumentando sua conversão a cortisona. A possibilidade de uma insuficiência adrenal deve ser considerada durante a terapia. O IGF-I também atua na regulação de secreção do GH, exercendo, por retroalimentação negativa, estímulo para secreção de somatostatina. Valores normais de IFG-I são necessários para manter normal a produção de GH.

Em relação à função cardíaca, a prevalência aumentada de doença cardiovascular observada na acromegalia ativa não pode ser extrapolada para o adulto hipopituitário em reposição de GH. Dessa forma, a monitorização da função cardiovascular deve seguir os padrões para população normal.

Quando se fala no uso de GH em terapia intensiva, estudos demonstram que a mortalidade dobra em pacientes gravemente enfermos tratados com altas doses de GH. O tratamento com GH oferece benefícios na composição corporal, capacidade de exercício, integridade do esqueleto, na qualidade de vida, e é mais provável que beneficie aqueles pacientes com deficiência do hormônio do crescimento mais severa. Os riscos associados ao tratamento são baixos, porém devem ser considerados individualmente.

As contraindicações absolutas para reposição de GH são:
- ✓ doença maligna em atividade
- ✓ hipertensão intracraniana benigna
- ✓ retinopatia diabética

Por meio de inúmeros estudos, muitos mitos têm sido derrubados, como a contraindicação de GH em casos de neoplasias. O acompanhamento dos pacientes é importantíssimo, com avaliações periódicas, exames laboratoriais, objetivando se detectarem alterações que possam levar à suspensão da medicação.

Entretanto, como em qualquer terapia, existe a variabilidade individual na resposta ao tratamento de reposição, seja em termos de qualidade de vida, parâmetros clínicos, laboratoriais, seja em antropométricos.

DESVENDANDO O HIPOTIREOIDISMO

Grande parte das pessoas relaciona o hipotireoidismo apenas com o ganho de peso e com a maior dificuldade no emagrecimento. Se você também pensa assim, verá agora que o "buraco é bem mais embaixo"!

Veja alguns sinais e sintomas do hipotireoidismo:
- obesidade
- hipotensão
- infertilidade
- hipotermia
- ressecamento da pele
- queda de cabelos
- voz arrastada
- voz grossa
- ansiedade
- hiporreflexia
- letargia
- incapacidade de concentração
- depressão
- agitação
- pânico
- insônia
- túnel do carpo
- fadiga
- constipação
- cefaleia

O grande problema está no fato de o diagnóstico não ser dado corretamente e, quando feito, cerca de 50 a 60% dos pacientes com hipotireoidismo tratados com T4 sintético não respondem eficazmente!

Para um perfeito equilíbrio, o corpo necessita também de T3! Então, você coça a cabeça preocupado e me pergunta: "Dayse, por que a maioria dos médicos prescreve apenas o T4 – Puran, Synthroid, Levoidetc?".

Bem simples a resposta. Porque nunca foram ensinados na faculdade de medicina tradicional a entender a fisiologia dos hormônios tireoidianos. Porque nunca usaram a combinação T4/T3 nas proporções fisiológicas exatas e, assim, não conhecem sua eficácia e segurança.

Para você entender: o T3 é o hormônio tireoidiano mais potente, desse modo, é indispensável incluí-lo no tratamento de reposição. É necessária também a presença de selênio, zinco, cobre, iodo, vitaminas A, C, B2, B3 e B6 para o perfeito funcionamento tireoidiano.

Existem, ainda, as deficiências hormonais que dificultam a conversão de T4 em T3 e devem ser repostas. São elas:
- ✓ GH
- ✓ Melatonina
- ✓ Testosterona
- ✓ Progesterona

Para concluir, o que vemos nos pedidos de exames de sangue, na maioria das vezes, é a solicitação apenas de TSH e T4. Porém, para investigar realmente como está o funcionamento da tireoide, é necessário avaliar o TSH ultrassensível, T3 livre, T3 reverso, T4 livre, anticorpos, antitireoglobulina, anticorpo antimicrossomal, temperatura basal matinal, ultrassom da tireoide e verificar a persistência dos sintomas.

VOCÊ SABE O QUE É FADIGA ADRENAL?

Você se sente um "zumbi" e toma litros e litros de café por dia na frustrada tentativa de obter energia? É possível que você sofra da fadiga adrenal, porém nunca ouviu falar e nem sabe do que se trata! Isso não me surpreenderia porque até mesmo alguns médicos desconhecem o assunto e não fazem o diagnóstico.

Venha comigo que eu lhe explicarei!

O cortisol é um hormônio essencial que desempenha muitas funções vitais, inclusive ajuda o corpo humano a se adaptar ao estresse. No entanto, esse hormônio natural é um dos poucos cujos níveis no corpo aumentam com a idade, com consequências potencialmente prejudiciais que têm sido associadas à depressão, doença de Alzheimer e a outras doenças.

Na fadiga adrenal, você sentirá mudanças nos padrões de energia, como:

- ✓ fadiga matinal;
- ✓ dificuldade de acordar pela manhã;
- ✓ usualmente só se sente acordado após as 10 da manhã;
- ✓ só consegue produzir no período vespertino;
- ✓ sente-se muito melhor após as 18 horas;
- ✓ sente-se cansado novamente após as 21 ou 22 horas, mas resiste em dormir;
- ✓ se não dormir nesse horário, experimenta uma recarga de energia que perdura das 23 horas à 1 hora da manhã;
- ✓ relata que a melhor fase do sono é entre 7h e 9h da manhã;
- ✓ pico de produção física e mental à noite ou de madrugada.

Quanto ao padrão alimentar, poderá apresentar:

- ✓ grande dependência de cafeína;
- ✓ compulsão por sal e alimentos salgados;
- ✓ compulsão por alimentos gordurosos;
- ✓ maior sensação de saciedade ao ingerir alimentos gordurosos;

- ✓ pouca tolerância a carboidratos ingeridos isoladamente;
- ✓ intolerância a alimentos ricos em potássio.

Infelizmente, esse diagnóstico raramente será dado no contexto da medicina curativa tradicional. Não é pesquisa de rotina e não será tratado adequadamente!

A INSÔNIA

Não existe nada mais reparador que uma boa noite de sono. Quando, por algum motivo, ocorre a privação do sono, há uma desordem metabólica e, se for de forma persistente, ou seja, crônica, estará relacionada a graves patologias. No entanto, segundo a OMS, apenas 5% dos brasileiros que sofrem de insônia procuram ajuda adequada.

O ciclo sono-vigília encontra-se relacionado ao fotoperiodismo decorrente da alternância dia-noite, sendo influenciado pela luz ambiente durante o dia e pela produção de melatonina durante a noite – atua no início e na manutenção do sono. A regulação do ciclo sono-vigília pode ser prejudicada por alterações em qualquer um desses mecanismos. A luz é o fator mais importante na sincronização do relógio circadiano com o ambiente externo. A informação de luminosidade é trazida ao núcleo supraquiasmático pelo trato retino-hipotalâmico, e nesse local é feita a regulação do ciclo circadiano endógeno por meio do controle na secreção de melatonina.

Os níveis plasmáticos de melatonina começam a aumentar entre uma e três horas antes do horário normal de sono e têm seu pico próximo ao nadir, ponto mais baixo da temperatura central corporal.

Existem vários genes que regulam o ciclo sono-vigília. Durante a investigação, deve-se questionar se há algum genitor com o mesmo padrão de horários de dormir.

O distúrbio do sono mais prevalente é a insônia, associado ao elevado absenteísmo e ao desempenho prejudicado no trabalho, além de gerar maiores gastos com saúde e pior qualidade de vida.

A seguir, conheceremos algumas condições associadas à insônia:

Síndrome das pernas inquietas: a depleção de dopamina está envolvida nessa síndrome, uma desordem neurológica que afeta entre 1 e 10% da população. É um distúrbio sensório-motor, caracterizado por um incômodo profundo nas pernas que aparece nos momentos de descanso, piora após o entardecer e só apresenta melhora durante movimentação. Essa sensação desagradável e a urgência em mover-se não permitem que o indivíduo se deite para dormir, apesar de se sentir cansado e com sono. Essa doença se agrava com ansiedade e estresse, aumentando, assim, a probabilidade de insônia.

Depressão: é bem sabido que a insônia normalmente ocorre concomitantemente com depressão e é geralmente considerada um sintoma da desordem de humor. Alguns estudos, no entanto, afirmam que a depressão e a insônia são doenças distintas na etiologia e de influências genéticas.

A insônia tem sido apontada como fator de risco para a depressão. Indivíduos com histórico de insônia têm o risco quatro vezes maior de ter depressão.

Obesidade: a leptina, hormônio capaz de controlar a sensação de saciedade, também é secretada durante o sono. Insones produzem menores quantidades de leptina. Resultado: o corpo sente necessidade de ingerir maiores quantidades de carboidratos.

Suicídio: a relação entre o sono e suicídio tem sido investigada. Um estudo verificou que pessoas com pior qualidade do sono, medida por meio do Índice de Qualidade de Sono de Pittsburgh (PSQI), possuem relação inversa entre suicídio e qualidade do sono e maior incidência em alcoólatras insones.

Diabetes: a falta de sono inibe a produção de insulina, hormônio que retira o açúcar do sangue pelo pâncreas, além de elevar a quantidade de cortisol, que é o hormônio do estresse com efeitos contrários aos da insulina, fazendo com que se eleve a taxa de glicose no sangue, o que pode levar a um estado pré-diabético ou à diabetes propriamente dita. Segundo determinado estudo, homens que dormiram apenas quatro horas por noite, durante uma semana, passaram a apresentar intolerância à glicose.

DOENÇAS PULMONARES OBSTRUTIVAS CRÔNICAS E APNEIA OBSTRUTIVA DO SONO

Transtorno do estresse pós-traumático (TEPT): também tem sido associado com a degradação na qualidade do sono: de 70 a 91% dos pacientes com TEPT relataram problemas para adormecer e manter o sono; 19 a 71% dos pacientes relataram pesadelos.

Estresse: em relação ao estresse, inúmeros pacientes com transtorno de ansiedade relatam problemas de adormecer e manter o sono.

Como diagnosticar a insônia

O diagnóstico da insônia é fundamentalmente clínico.

Durante a anamnese, não podemos deixar de questionar os diversos sistemas, uma vez que doenças clínicas, como a insuficiência cardíaca, asma, doenças reumatológicas, como bursite trocantérica, lombalgia, diabetes, neuropatias periféricas, síndromes dolorosas, tireoidopatias ou outras condições específicas, todas podem provocar a insônia, contribuir com ela ou perpetuá-la.

Para tratar eficazmente um distúrbio do sono, deve-se identificar o tipo do distúrbio e, após o diagnóstico, o tratamento deve ser voltado especificamente para cada caso.

Os medicamentos mais comuns disponíveis no mercado atuam com o mesmo objetivo: fazer dormir. No entanto, agem em sítios, ou regiões do cérebro, diferentes e são classificados em três grupos: hipnóticos, benzodiazepínicos e anti-histamínicos.

Hipnóticos: atuam nos receptores GABA, responsáveis por mediar os efeitos do ácido gama-aminobutírico, para inibir a transmissão de sinais elétricos no cérebro, diminuindo sua atividade e provocando o sono. Podem perder a eficácia quando o indivíduo se habitua ao seu uso, além de causar sintomas de abstinência quando a ingestão deles é interrompida.

Anti-histamínicos: são utilizados por seu potencial sedativo e indicado em casos de insônia leve. No entanto, alerta Marchiori, "não há dados científicos sobre eficácia e tolerância para a recomendação dessas substâncias no tratamento das insônias".

Benzodiazepínicos: têm capacidade ansiolítica ou tranquilizante, criando falsa sensação de sono, o que diminui o tempo que a pessoa demora para começar a dormir. Em longo prazo, podem causar dependência; no curto prazo, podem causar déficit de memória. Um estudo constatou que 61% das pessoas que compraram benzodiazepínicos faziam uso da medicação há mais de um ano. Dessas, 94% tiveram insucesso ao tentar cortar o uso da substância.

Terapia de relaxamento, controle de estímulos, limitação da exposição à luz e terapia cognitivo-comportamental são outras técnicas não farmacológicas interessantes utilizadas para o tratamento dos distúrbios do sono. Inúmeros estudos na busca por uma droga que induza ao sono sem o potencial risco de toxicidade e dependência, como as provocadas pelos benzodiazepinicos, têm representado um verdadeiro desafio para ciência. Uma recente pesquisa pela PubMed revelou um total de 1.138 artigos sobre tratamento farmacológico e não farmacológico da insônia crônica, e 755 deles eram farmacológicos.

A hipótese de um tratamento seria a medição de várias mutações genéticas por meio da expressão gênica e polimorfismos de nucleotídeo único, diagnóstico genético e características fenotípicas com o interesse de alterar a composição e criação de suplementos nutricionais para mudar o diagnóstico, estratificação, prognóstico e paradigma do tratamento para o sono.

Essa nova abordagem utiliza componentes nutracêuticos sinérgicos para explorar mecanismos simbióticos, estimulando o metabolismo e o sono saudável por meio de:
- ✓ controle do estresse
- ✓ mecanismos metabólicos e imunológicos na indução do sono
- ✓ o sistema neuroendócrino que afeta o ritmo circadiano

É importante ressaltar que esses três sistemas são homeostáticos e compensatórios, têm interdependência com a função metabólica e melhora na qualidade do sono.

Essa tecnologia nutracêutica otimiza mecanismos do sono, especialmente aqueles vinculados ao estresse. São alguns exemplos:

Passiflora encarnado: maracujá é o nome de várias plantas decorrentes do gênero passiflora. A origem da passiflora é nas regiões tropicais e subtropicais do hemisfério ocidental. Existem mais de quarenta espécies diferentes do gênero.
A inclusão de maracujá em fórmulas para induzir sono explora seu efeito sobre o sistema nervoso central (SNC) e seus efeitos de redução de estresse. Um problema com o maracujá é a sua identidade, desde que uma série de alcaloides foram vendidos sob o seu nome, no entanto, passiflora encarnado (*P. incarnata*) destaca-se como o mais importante, sendo o mais eficaz.

5-HTP: é um aminoácido precursor da serotonina no cérebro. Os níveis de serotonina aumentam durante os estágios do sono. Sabe-se que o envelhecimento gera uma diminuição nos receptores serotoninérgicos.

Melatonina: o hormônio melatonina é produzido pela glândula pineal e melhora a qualidade do sono. Entre as várias ações da melatonina já comprovadas, destacam-se:
- ✓ imunomodulatória: agindo sobre linfócitos, citocinas, entre outros

- ✓ anti-inflamatória: inibindo prostaglandinas, regulando a COX-2
- ✓ antitumoral: inibindo mitoses e suprimindo a recaptação do ácido linoleico, regulando, assim, receptores de estrogênio
- ✓ antioxidante: regulando pró-oxidantes envolvidos na síntese do óxido nítrico elipoxigenases
- ✓ melhora do comportamento do sono em crianças com epilepsia
- ✓ cronobiológica: regulando os ritmos biológicos

Dessas funções, a mais bem demonstrada é a cronobiológica, e sabe-se hoje que a melatonina é o "tradutor neuroendócrino" do ciclo claro-escuro. Ela também vem sendo empregada no *jetlag* e na adaptação de trabalhadores noturnos. Nesse último caso, ocorre alteração crônica do ritmo circadiano, mais danosa à saúde, enquanto, no primeiro caso, a alteração é súbita. Em ambas as situações mostrou resultados satisfatórios, porém, não está claro ainda se tais resultados decorrem da indução ao sono ou do efeito cronobiótico. As condições do indivíduo, ou seja, temperatura, sonolência etc., e do ambiente, luzes acesas, postura durante o sono, entre outras, são importantes no momento da administração da melatonina e influenciam sua eficácia independentemente da dose.

Cálcio: promove a liberação de neurotransmissores. Muitos eventos metabólicos necessitam de cálcio, e a inclusão de nutrientes ricos em cálcio é, portanto, uma proposta para promover o sono.

L-glutamina: um aminoácido precursor de GABA. É utilizado para aumentar os níveis de GABA no cérebro em receptores associados à ansiedade. A ação inibitória do GABA na função cerebral está ligada a processos integrados do sono. GABA desliga os neurotransmissores que induzem à vigília.

Magnésio: o estresse crônico reduz o magnésio intracelular. Ele reverte os efeitos relacionados com o envelhecimento e promove o sono. Níveis ideais de magnésio são necessários para a regulação do sono normal.

Por fim, a questão da insônia é um fenômeno global e, portanto, requer pesquisas adicionais em profundidade. Apesar de negligenciada, a insônia é uma doença prevalente e grave, levando à redução da qualidade de vida e ao aumento de morbimortalidade, havendo dados que demonstram a associação da insônia a várias doenças, por exemplo, diabetes, hipertensão arterial e mortalidade cardiovascular. Em pacientes dependentes de álcool, pode levar ao suicídio.

Embora existam razões multifacetadas para os problemas do sono e distúrbios da homeostase, a fisiologia do ritmo circadiano e influências genéticas, entre outros, ainda não foi encontrada a solução adequada. A ciência, por meio da nutrigenômica, busca novos horizontes para a melhora da qualidade do sono, sem risco de toxicidade e dependência, como vemos nos fármacos disponíveis.

POR QUE ENGORDAMOS?

Esse é o grande questionamento e motivo de muita preocupação, devido à epidemia mundial da obesidade. Não é uma pergunta simples de ser respondida porque envolve inúmeros fatores, por exemplo, hábitos alimentares inadequados, falta de exercícios físicos e desequilíbrios hormonais provocados e agravados por alguns nutrientes. Alguns exemplos e suas consequências no organismo serão descritos a seguir.

CARBOIDRATOS REFINADOS

Com a ingestão desses tipos de carboidrato, como pães, bolos, doces etc., ocorre o pico de insulina na corrente sanguínea. A insulina é um hormônio altamente lipogênico, e a lipogênese é a síntese de ácidos graxos e triglicérides, que serão armazenados subsequentemente no fígado e no tecido adiposo. A insulina e os glicocorticoides são os estimuladores fisiológicos da atividade da lipase lipoproteica (LPL), que é o regulador mais importante para a deposição dos triglicerídeos. Sua associação tem um papel importante na regulação da topografia da gordura corporal, sendo que a LPL leva à obesidade visceral abdominal – a mais perigosa!

INFLAMAÇÃO CRÔNICA

A obesidade, particularmente a obesidade visceral, dá origem a um estado de inflamação sistêmica de baixo grau por meio de vários mecanismos. No tecido adiposo de indivíduos obesos, há um grande aumento de macrófagos, ou células de defesa, que se localizam ao redor de adipócitos mortos. Todas essas células, adipócitos sob estresse, macrófagos e linfócitos, também presentes no tecido adiposo do obeso, segregam citocinas inflamatórias.

Sugere-se que os hábitos alimentares com elevado consumo de alimentos de alto índice glicêmico, pobres em fibra e ricos em gordura trans, causem ativação do sistema imune inato, levando à excessiva produção de mediadores proinflamatórios, com concomitante redução dos anti-inflamatórios.

A inflamação é, em grande parte, responsável pela relação entre a obesidade e as morbidades que lhe estão associadas, como a aterosclerose, diabetes, doenças cardiovasculares.

Estudos recentemente adquiridos sobre o microbiota intestinal e a sua interação com a gordura alimentar e com a obesidade trouxeram novas hipóteses para a relação da dieta hiperlipídica/obesidade com a inflamação.

BAIXO CONSUMO DE ÔMEGA 3

O ácido graxo ômega 3 possui importante papel anti-inflamatório na prevenção e no tratamento da obesidade e nas comorbidades associadas quando incluído em um plano alimentar saudável, devendo seu consumo ser considerado, dentro de uma porcentagem calórica recomendada para ingestão total de lipídeos, uma estratégia dietética. A diminuição na síntese de substâncias proinflamatórias com a ingestão de ômega 3 pode melhorar a sensibilidade à insulina em até 38%.

A INGESTÃO EXCESSIVA DE ÓLEOS VEGETAIS

O ômega 6 e seus derivados têm características inflamatórias quando em excesso no organismo. O ácido graxo ômega 6, presente em óleos de soja, milho, girassol e canola, é um potente mediador de inflamação e proliferação celular. Em elevadas quantidades, pode provocar reduções nas concentrações séricas de HDL, ou colesterol bom, e maior suscetibilidade à oxidação.

É muito importante manter um equilíbrio apropriado entre os dois tipos de ácidos graxos, ômega 3 e ômega 6, por trabalharem em conjunto para promover a saúde.

A obesidade é uma doença complexa, causada por vários fatores. Estão envolvidas as vias bioquímicas e metabólicas que, em desequilíbrio, intensificam sua fisiopatologia.

Várias interações nutricionais podem atuar de forma positiva ou negativa nessa modulação. Portanto, é fundamental o entendimento dessas interações para a efetividade do tratamento. É importante entender que, muitas vezes, a resistência à perda de peso pode estar relacionada ao desequilíbrio funcional de muitos órgãos e tecidos.

CUIDADO! ESTOU NA TPM

Todos os meses, muitas das mulheres são atingidas pelo "furacão" chamado tensão pré-menstrual (TPM). Ela chega avassaladora, detonando a dieta sem dó nem piedade e deixando o humor igual ao de uma jaguatirica!

Alguns pesquisadores referem que a TPM é uma disfunção psiconeuroendócrina aparentemente multifatorial. Pressupõe-se que, durante a fase lútea do ciclo menstrual, há uma queda nos efeitos dos neuropeptídeos betaendorfina e alfa-melanócitos, resultando em uma cascata de alterações neuroendócrinas no complexo do cérebro-hipotálamo-hipófise e outras várias alterações hormonais, como a liberação de prolactina e vasopressina, alteração nos níveis de estradiole progesterona, por exemplo. A TPM é muito mais complexa do que a maioria das pessoas pensam.

São inúmeros os sintomas emocionais e físicos, mas o relato que ouço com maior frequência pelas minhas clientes é a compulsão por doces, em especial, o chocolate!

Por que as mulheres necessitam de chocolate nesse período?

A resposta pode estar nos hormônios! Comer chocolate pode ser uma tentativa inconsciente de manter os níveis hormonais mais estáveis. Uma das possíveis causas pode estar associada à produção de serotonina, um neurotransmissor que, na mulher, oscila de acordo com o período do ciclo menstrual. Nesse período do mês, ela cai, então as mulheres ficam mal-humoradas e sentem compulsão por doces para compensar. A ingestão de açúcar é uma maneira rápida de aumentar a serotonina e os níveis de endorfina, substância que transmite sensação de bem-estar, causando, momentaneamente, um certo alívio.

As orientações básicas para diminuir a TPM são:
- ✓ consumir carboidratos complexos;
- ✓ evitar ao máximo açúcar, sal, álcool e cafeína, antes e durante o período;
- ✓ praticar exercícios físicos regularmente.

Se a TMP é severa, é necessário investigar os níveis hormonais de estradiol, progesterona, androgênios e serotonina. No tratamento, pode haver necessidade de suplementacão de aminoácidos, como triptofano e L-tirosina, magnésio, vitamina B6, vitamina E associada ao zinco, dentre outras.

É necessário um profissional capacitado!

MALEFÍCIOS DO LEITE DE VACA

> *O corpo humano não tem uma maior necessidade pelo leite de vaca que tem pelo leite de cadela, pelo leite de égua ou pelo leite de girafa.*
> (Michael Klaper, médico formado pela Faculdade de Medicina da Universidade de Illinois, Chicago, Estados Unidos, e diretor do *Institute of Nutrition Education and Research*)

O leite animal, da vaca, cabra ou qualquer outra fêmea de mamífero, não é um alimento natural e nem mesmo recomendado para a saúde e o organismo humano. Levando-se em conta também o sofrimento pelo qual passam os animais e o impacto ambiental provocado pela pecuária e pela sua produção final, o leite se torna um alimento reprovável! Uma quantidade elevada de hormônios naturais da vaca está presente no leite que, consumido pelo organismo humano, relaciona-se a diversos malefícios. As vacas leiteiras também recebem injeções de hormônios sintéticos para induzir uma produção maior de leite, aumentando-a em até vinte vezes mais do que o normal. Essa carga hormonal consumida pelo organismo humano desenvolve inúmeros males, principalmente os de ordem reprodutiva e sexual.

Os males ligados à ingestão de leite animal são diversos, mas o maior problema é que seus efeitos são conhecidos apenas em médio ou longo prazo. Os malefícios relacionados ao consumo do leite animal podem advir de micro-organismo e bactérias, como originários da brucelose e tuberculose, e dos grupos da salmonela e dos estafilococos.

As manifestações são: febre, anemia, nevralgias, dores articulares, suor excessivo nas axilas e nos pés, mau hálito, mente ondulante, tuberculose (com manifestações no sistema nervoso, intestino, rins e pulmões), febre tifoide, vômitos, diarreia, náuseas, anorexia intensa, infecções de pele superficiais e profundas (nos tecidos subcutâneo e muscular), febre alta, conjuntivite, pneumonias, meningite, endocardite, septicemia, perturbações intestinais (hepatobiliares e vesiculares), constipação, dores abdominais, fermentações exageradas, enxaquecas, alergias, vertigens, mal generalizado envolvendo vários órgãos.

Os hormônios naturais da vaca, ou ainda os hormônios sintéticos, estão também vinculados a diversos males, dentre eles: alterações hormonais, desequilíbrio menstrual, obesidade, gigantismo, doenças renais, hipertensão, crescimento de pelos em mulheres, desenvolvimento precoce de mamas em meninas (ginecomastia), no homem, puberdade precoce, masculinização em mulheres, feminização nos homens, tumores de próstata, tumores de mama, tumores de útero e ovário, tumores de testículos, abortos prematuros, impotência sexual masculina, infertilidade.

Não bastassem todos esses malefícios, há o impacto na vida desses animais:

- ✓ Atualmente, a maior parte das vacas leiteiras são mantidas em locais fechados, em baias onde mal podem mover-se, sobre piso de concreto.
- ✓ Após o parto, a vaca é novamente inseminada, para que volte a parir e continue sua produção leiteira. Ela vive nesse ciclo de partos e novas inseminações por anos seguidos, sendo, depois, descartada para o matadouro.
- ✓ Devido à aplicação de hormônios para o aumento da produção de leite, as vacas desenvolvem diversas enfermidades, sendo dezesseis as principais doenças. Estudos mostram, por exemplo, que mais da metade do rebanho apresenta mastite, uma inflamação dolorosa das mamas, e recebe antibióticos. Os resíduos dessas drogas no leite apresentam riscos à saúde humana, causando um efeito adverso na flora intestinal, podendo prejudicar sua ação gastromucoprotetora, além de propiciar a seleção de populações de bactérias altamente resistentes.
- ✓ Vacas leiteiras vivem a rotina constante dessa exploração por anos seguidos e, quando passam a produzir menos, são enviadas ao matadouro e vendidas como carne barata,

como hambúrguer ou ração para cães. Nos Estados Unidos, por exemplo, 40% dos hambúrgueres são originários da carne de vacas leiteiras.
- ✓ Estudos recentes e antigos apontam que vacas, assim como outros mamíferos, são emocionalmente semelhantes ao homem, capazes de sentir emoções, como dor, medo, ansiedade e mesmo felicidade. São animais inteligentes, com grande capacidade de memória, apresentam necessidade de viver em bando e criam laços de amizades no rebanho.

A grande preocupação quando restringimos o consumo do leite e derivados é em relação ao cálcio. Porém, não basta o alimento conter cálcio, é necessário que haja boa absorção.

Você encontrará cálcio nos seguintes alimentos:
- ✓ Vegetais verde-escuros, como brócolis, couve, couve nabiça: 50 a 70% de absorção
- ✓ Amêndoas: 21% de absorção
- ✓ Feijões: 17% de absorção
- ✓ Espinafre cozido: 5%

Como opcionais, você pode e deve consumir os leites alternativos: arroz, coco, amêndoas, quinoa, dentre outros.

Geralmente, aceitar esses fatos demora, pois crescemos com a cultura de que leite de vaca é fundamental para nossa saúde e evita doenças como a osteoporose. Mesmo que você tenha a sorte de digerir a lactose e a caseína, pode não passar no teste da digestão da beta-lactoglobulina e da alfa-lactoalbumina, que são proteínas indigeríveis pelo ser humano. Essas proteínas são inflamatórias e levam a sérias patologias, como o câncer.

O PÃO NOSSO DE CADA DIA, COM OU SEM GLÚTEN?

O glúten é uma proteína presente no trigo, cevada, aveia, centeio, triticale, malte e em todos os seus derivados, como a farinha, os farelos, o gérmen etc. É uma proteína amorfa que se encontra no endosperma das sementes de muitos cereais, combinada com o amido. Esses cereais são compostos por cerca de 40 a 70% de amido, 1 a 5% de lipídios e 7 a 15% de proteínas-gliadina, glutenina, albumina e globulina.

O glúten é responsável pela elasticidade da massa da farinha, o que permite sua fermentação, assim como a consistência elástica esponjosa dos pães e bolos. Ele se forma quando se adiciona água à farinha, sendo que seus dois componentes, gliadina e glutenina, se aglomeram para formar a massa. A gliadina, que é um constituinte da proteína do glúten, a qual simplesmente não pode ser digerida, tem efeito tóxico sobre a mucosa do intestino delgado, resultando na destruição das vilosidades intestinais e causando má absorção independente ou não de sintomas!

Portanto, essa história de que somente os celíacos têm sensibilidade ao glúten não procede!

A saúde intestinal tem enorme importância, visto que o potencial de imunidade, cerca de 80%, se concentra na mucosa do intestino. É considerada a nossa maior glândula endócrina, seja pela quantidade de hormônios que secreta, seja pela importância deles. É um grande produtor de hormônio do crescimento e do neurotransmissor acetilcolina, importante na memória e no pensamento. Sabe-se que cerca de 90% da serotonina – neurotransmissor responsável pela alegria, humor, bem-estar – são também produzidos no intestino. É considerado nosso "segundo cérebro" e merece muito cuidado e atenção!

Sintomas relacionados à ingestão do glúten:
- depressão
- irritação gastrointestinal: gases, inchaço, diarreia, vômitos, queimação e refluxo
- fadiga
- enxaqueca
- ganho ou perda de peso
- infertilidade

- ✓ dificuldade de concentração
- ✓ dores articulares e musculares
- ✓ problemas respiratórios

Doenças relacionadas à ingestão de glúten:
- ✓ doença celíaca
- ✓ osteoporose
- ✓ síndrome do intestino irritável
- ✓ doença inflamatória intestinal
- ✓ câncer
- ✓ artrite reumatoide
- ✓ lúpus
- ✓ esclerose múltipla
- ✓ diabetes
- ✓ esquizofrenia
- ✓ demência
- ✓ epilepsia
- ✓ também relacionado ao autismo

Antes que você se desespere e escreva comentários furiosos do tipo: "Teremos de viver de água e ar", sinto desapontá-lo, mas, dependendo da qualidade da água, nem isso você poderá ingerir. Deixe de dramatizar, pois existem inúmeros alimentos livres de glúten.

Não contêm glúten:
- ✓ frutas
- ✓ legumes
- ✓ verduras
- ✓ oleaginosas
- ✓ ovos
- ✓ tubérculos: batata-doce, inhame, batata-baroa, aipim
- ✓ grão-de-bico
- ✓ linhaça
- ✓ painço

- arroz
- quinoa
- amaranto
- farinha de mandioca, arroz, banana verde, amêndoas, coco
- creme de arroz – a mesma farinha vendida em seção de alimentos infantis nos supermercados
- polvilho doce
- polvilho azedo
- fécula de batata
- carnes de frango, peixe, carnes bovinas
- sal rosa
- açúcar de coco e outros
- chocolate em pó
- alfarroba
- cacau – leia as especificações das barras de chocolate e bombons; alguns contêm glúten e outros não
- canela, pimenta etc
- óleo de coco
- macarrões de arroz, quinoa
- pães
- biscoitos salgados e doces etc

Atenção!

O milho possui a zeína em sua composição proteica a qual atua como o glúten. Se associarmos o fato de ser, em sua maioria, de produção transgênica, veremos que ele acaba se tornando um alimento com alto grau de rejeição.

Enfim, existem várias informações à disposição de todos. Vários sites e perfis no Instagram, inclusive no meu, dão opções de receitas deliciosas e livres de antinutrientes.

Não seja acomodado, busque informações! Se puder, procure a orientação de um profissional atualizado. Nos dias de hoje, a atualização profissional advém do processo de adaptar-se às novas necessidades, conhecer o novo com humildade e quebrar paradigmas. Não é radicalismo, como muitos costumam rotular é conhecimento!

INIMIGO OCULTO

Muitas vezes, nem desconfiamos, mas o açúcar está presente em 74% dos alimentos industrializados. A estatística americana é assustadora! Lá, as pessoas consomem uma média de 66 quilos de "açúcar oculto" por ano.

Chegou-se a esse resultado após uma revisão abrangendo mais de oito mil trabalhos científicos que estudam a adição de açúcar e o seu impacto na saúde. Algumas pessoas ainda relacionam o consumo de açúcar apenas com o ganho de peso, porém, um número cada vez maior da população está sucumbindo a diabetes, síndrome metabólica, doenças cardiovasculares e doenças hepáticas, até então inéditas em crianças! Não se engane; adquira o hábito de ler rótulos porque a adição de açúcar está em alimentos que muitos consideram saudáveis, como iogurtes e barras energéticas.

É importante saber que também se adiciona açúcar aos alimentos salgados, como *ketchup*, pães, molhos para saladas e macarrão. Você poderá encontrá-lo com diversos nomes, por exemplo sacarose, xarope de milho rico em frutose, malte de cevada, dextrose, maltose e xarope de arroz. O mais intrigante é que a tecnologia para reduzir o açúcar nos produtos já existe e é viável; basta haver um investimento da indústria para começar a ser usada no Brasil. Então, raciocine comigo: se já existe um meio de diminuição do açúcar nos produtos e, como consequência, teríamos a redução das doenças, por que isso não acontece?

Tico e Teco em ação! A resposta é simples! Não há nenhum interesse da indústria alimentícia e muito menos da "indústria da doença". População doente gera lucro e, infelizmente, os interesses financeiros são prioridade.

VICIADOS EM AÇÚCAR

O neurotransmissor serotonina tem importante papel no sistema nervoso porque desempenha diversas funções, como liberação de alguns hormônios, regulação do sono, temperatura corporal, atividade motora, funções cognitivas, humor e apetite.

Uma relação inversa entre a serotonina cerebral, ingestão de alimentos e o peso corporal tem sido conhecida há mais de trinta anos. Especificamente, o aumento da serotonina no cérebro inibe a ingestão de alimentos, enquanto a diminuição promove hiperfagia e ganho de peso corporal devido ao aumento do desejo de ingerir doces e carboidratos.

Em quantidades normais de serotonina, a pessoa atinge mais facilmente a saciedade, consegue maior controle sobre a ingestão de açúcares e apresenta preferência por alimentos pobres em gordura.

Os níveis adequados desse neurotransmissor no cérebro dependem da ingestão alimentar de triptofano e de carboidratos complexos. O aminoácido triptofano serve como precursor para síntese de serotonina, e a oferta deste aminoácido para o cérebro não depende de sua concentração sanguínea, mas, sim, da sua concentração em relação à concentração dos aminoácidos que competem naturalmente com ele: valina, leucina, tirosina, isoleucina e fenilalanina. A ingestão de carboidratos com alto índice glicêmico aumenta os níveis de insulina e, consequentemente, diminui os níveis plasmáticos dos aminoácidos competidores, permitindo uma maior passagem do triptofano através da barreira hematoencefálica, o que aumenta seus níveis cerebrais e, por consequência, a síntese e a disponibilidade de serotonina.

No entanto, algumas pessoas se condicionam a consumir certos alimentos ricos em amidos e açúcares porque propiciam sensação de bem-estar e prazer devido ao aumento da serotonina. Esse aprendizado para utilizar certas comidas, à semelhança de uma droga, é um tipo de relação chamada de "comida e humor", fato que se observa em mulheres com síndrome pré-menstrual, levando a um ciclo vicioso e à tendência ao ganho de peso. Um estudo feito pela Universidade de Princeton, nos Estados Unidos, sugere que o desejo por doce pode ser uma forma de vício, com características fisiológicas semelhantes às dos dependentes químicos, como a cocaína. A dependência orgânica nunca foi comprovada, apesar de a expressão "viciado em doce" ser bastante utilizada. Mas alguns pesquisadores, ao utilizarem açúcar, levaram ratos a um estado de euforia e, com a suspensão do alimento, notaram que os animais apresentaram tremores e outros efeitos de abstinência semelhantes aos dos viciados em drogas.

Para diminuir a compulsão por doces, evite:
- ✓ aspartame: aumenta os níveis cerebrais de fenilalanina e tirosina, que são aminoácidos competidores. Pode perturbar uma série de funções fisiológicas e comportamentais e diminui a síntese de serotonina;
- ✓ excesso de cafeína: a ingestão excessiva de cafeína também interfere na produção de serotonina, assim como chocolate, chá e refrigerante;
- ✓ bebidas alcoólicas: diminuem os níveis de triptofano;
- ✓ açúcar: é preciso consumir por volta de 250 e 350 miligramas diários de triptofano através dos alimentos.

Exemplos de fontes de triptofano:
- ✓ As carnes brancas são as fontes alimentares mais conhecidas de L-triptofano. Uma porção de 100 gramas de frango ou de peito de peru proporciona de 350 a 390 miligramas de L-triptofano, bem como outros oito aminoácidos essenciais. As carnes vermelhas contêm o aminoácido, porém tendem a ter um teor de gordura saturada mais elevado, o que pode levar a níveis elevados de colesterol.

- ✓ Segundo a Fundação George Mateljan – organização sem fins lucrativos voltada para o compartilhamento de informações sobre os benefícios de uma alimentação saudável –, o camarão é uma fonte riquíssima de L-triptofano, com 330 miligramas em 100 gramas. Peixes, como o atum, linguado, salmão, sardinha e bacalhau, podem conter entre 250 e 400 miligramas de L-triptofano por porção.
- ✓ Nozes e sementes são uma forma conveniente para complementar a ingestão de L-triptofano quando você estiver sem tempo. Com a maior dose de aminoácido por porção, as sementes de abóbora fornecem 110 miligramas por um quarto de copo. Sementes de girassol, castanha de caju, amêndoas e nozes contêm mais de 50 miligramas de L-triptofano por um quarto de copo.
- ✓ Leguminosas, como feijão, ervilhas, lentilhas e grão-de-bico, são ótimas fontes de L-triptofano. Feijão, feijão preto e ervilhas contêm 180 miligramas por copo. Em adição ao conteúdo real de L-triptofano, leguminosas também contêm vitaminas B e ferro.

IMPORTÂNCIA DO PH SANGUÍNEO PARA PREVENÇÃO DE DOENÇAS

Vários fatores podem levar o corpo a produzir ácido. Os pulmões e os rins, normalmente, podem compensar os ligeiros desequilíbrios de pH, porém essa acidose crônica irá propiciar o aparecimento de inúmeras doenças, por exemplo, o câncer. Esse assunto é bem complexo, mas transmitirei a vocês os principais pontos.

- ✓ A acidez do sangue é medida por meio da determinação do seu pH. Um pH mais baixo significa que o sangue é mais ácido. Um pH mais alto significa que o sangue é mais básico. O pH do sangue gira em torno de 7,4.

- ✓ O pH do sangue está diretamente relacionado à saúde. Uma pequena variação do pH reduz o sistema imunológico, o que deixa o nosso organismo mais vulnerável às bactérias, vírus e fungos que vivem em meios ácidos. A maior parte das pessoas acometidas de câncer apresenta um pH no tecido de 4,5. Esse ambiente é pobre em oxigênio e muito propício para instalação de câncer. Um renomado cientista, Dr. Otto Warburg, da Alemanha, ganhou seu primeiro prêmio Nobel pela descoberta de que o câncer se desenvolve em ambiente de menor quantidade de oxigênio, e isso ocorre quando o pH é baixo.
- ✓ Além do câncer, existem outras situações relacionadas ao pH ácido do sangue: doenças do coração, fadiga crônica, alergias, hipotireoidismo, comprometimento da calcificação de dentes e ossos, constipação intestinal, ansiedade, depressão, além das patologias causadas por vírus, bactérias e fungos. Vale ressaltar que todas as doenças degenerativas estão associadas com a hiperacidez corporal.

Então, você me pergunta: "Dayse, quais são as causas de hiperacidez?".

A dieta é a causa primária. O meio se torna ácido com a alta ingestão de proteína da carne, alto teor de açúcar, gorduras ruins, refrigerantes, café, tabaco, álcool, aditivos químicos, conservantes, medicamentos e, também, devido ao estresse. Porém, tenho uma boa notícia! Você pode mudar o meio ácido para um meio ligeiramente alcalino com alguns ajustes na alimentação e no estilo de vida. Elimine alimentos que produzem ácidos e adote uma dieta mais rica em frutas, sementes germinadas e vegetais crus. Eu enfatizo "cru" porque cozinhar os alimentos os torna mais ácidos.

COMO ADQUIRIR HÁBITOS SAUDÁVEIS

Hoje, com a internet, num piscar de olhos, temos acesso ilimitado a qualquer informação de que necessitamos. Qualquer tipo e de todo tipo! Se você tem sintoma de alguma doença, o "Dr. Google" pode dar o tratamento. Se quer emagrecer ou ficar sarado, existem mais de mil perfis no Instagram com as "melhores" dietas e os treinamentos da moda à sua disposição.

E por aí vai...

Você pode estar disposto a dar o primeiro passo rumo a uma vida saudável e longeva, mas talvez se encontre completamente perdido no meio de tantas "des-informações".

Quer começar, mas não sabe como?

Vamos lá:

1) TENHA BOM SENSO: Não seja radical e abandone seu "velho eu" do dia para a noite. Inicie com tranquilidade seus novos hábitos, e isso aumentará suas chances de sucesso! Cada pessoa terá o seu padrão de formação de hábito, pois cada organismo responde de uma forma distinta a um estímulo.

2) MOVIMENTE-SE: Uma pesquisa da Universidade de Cambrigde constatou que caminhar vinte minutos por dia pode reduzir a mortalidade em pessoas com menos de 65 anos, uma vez que diminui o risco de desenvolvimento de doenças do coração e câncer. Não gosta de academia? Escolha uma atividade física que lhe dê prazer. Mas faça!

3) FAÇA A INTRODUÇÃO DOS ALIMENTOS FUNCIONAIS: O *Food and Nutrition Board* – Institute of Medicine, define alimentos funcionais como "qualquer ingrediente que possa proporcionar um benefício à saúde, além dos nutrientes tradicionais

que ele contém". Evite açúcar, óleos vegetais, carboidratos refinados, leite de vaca, soja e glúten.

4) DIMINUA A EXPOSIÇÃO AOS DISRUPTORES ENDÓCRINOS:
- ✓ Consuma alimentos orgânicos.
- ✓ Evite armazenar alimentos em potes plásticos e nunca os aqueça em micro-ondas.
- ✓ Use vidro para armazenar água e alimento.
- ✓ Não utilize alimento enlatado.
- ✓ Evite embrulhar alimentos em filmes plásticos ou papel alumínio.
- ✓ Não utilize panelas de alumínio.

5) CULTIVE BONS SENTIMENTOS:
Segundo pesquisadores, as emoções positivas afetam a saúde da seguinte maneira:
- ✓ aumentam a longevidade;
- ✓ diminuem o risco de depressão;
- ✓ ajudam a controlar o estresse;
- ✓ aumentam a imunidade;
- ✓ melhoram a saúde cardiovascular.

ALIMENTOS QUE VOCÊ DEVE RETIRAR DA SUA LISTA DE COMPRAS

Somos da geração de *dieters*. São inúmeros produtos disponíveis nas prateleiras dos supermercados, o que gera muita confusão sobre o que é e o que não é saudável. Alimentos livres de gordura, pães multigrãos, sem glúten, veganos etc. Às vezes, nossos esforços para as escolhas mais saudáveis podem acabar nos frustrando de modo surpreendente!

Veja alguns alimentos que devem ser retirados da sua lista de "saudáveis":

- ✓ Pão integral: termos como integral, multigrãos, 7-grãos nos soam saudáveis, mas eles podem não conter grãos realmente integrais. Muitos desses pães são feitos com grãos refinados, e você não estará recebendo os benefícios nutricionais completos dos grãos inteiros. Como ter certeza? Leia cuidadosamente os rótulos nutricionais. Se a primeira farinha na lista de ingredientes é "farinha refinada" ou "farinha de trigo enriquecida", você não está comprando um pão 100% integral.

- ✓ Produtos "sem glúten": todos já conhecemos os malefícios do glúten no organismo, porém não ter glúten, necessariamente, não significa ser mais saudável. Muitos alimentos sem glúten podem conter glutamato monossódico, aspartame, sorbitol, sucralose, maltodextrina, xarope de milho rico em frutose e outros aditivos geneticamente modificados.

- ✓ Cereais matinais: o que muitos desconhecem é que esses alimentos são vazios de nutrientes e repletos de açúcares – provocando picos de insulina –, corantes, aromatizantes e conservantes, ocasionando malefícios à nossa saúde. As crianças são as maiores vítimas!

- ✓ Alimentos "sem gordura": só porque um alimento não contém gordura não significa que seja saudável. Comumente, quando a gordura é retirada, acrescenta-se açúcar para melhorar o paladar e a textura do alimento.

- ✓ Granola: à primeira vista, imagina-se que ela contenha apenas ingredientes nutritivos: grãos, gorduras boas (oleaginosas), sementes e frutas. O problema é que muitas marcas adicionam a esses bons ingredientes grandes quantidades de açúcar, mel, melado e óleo para proporcionar a textura crocante e o sabor que conhecemos. Enfim, é fundamental que você leia os rótulos para não cair nas armadilhas da indústria alimentícia.

ALIMENTOS QUE VOCÊ DEVE INCLUIR NA LISTA DE COMPRAS

Inclua na sua lista:
- ✓ batata-doce: é um carboidrato complexo, rico em fibras, betacaroteno, vitamina C, vitamina B6. O *Center of Science in the Public Interest*, EUA, comparou o valor nutricional da batata-doce com outros vegetais e classificou-a como a número um quanto às vitaminas A e C, ferro, cálcio, proteínas e carboidratos complexos;
- ✓ óleo de coco: 46% da sua composição é de ácido láurico, um ácido graxo de cadeia média. Ao ser absorvido, o ácido láurico vira monolaurina no sangue, que é um potente antibiótico, anti-inflamatório, antifúngico e antiparasitário. Previne a queda de cabelos em homens e mulheres, pois inibe a enzima 5 alfarredutase. Substitua os óleos vegetais, ou seja, óleo de soja, canola, milho, girassol, que são inflamatórios, pelo óleo de coco, que é um potente anti-inflamatório natural;
- ✓ ovos: fornecem inúmeros nutrientes, como folato, riboflavina, selênio, colina e vitaminas A, D, E, K e B12, além de vários sais minerais e lipídeos. Tornam biodisponíveis nutrientes importantes como luteína e zeaxantina. Vale lembrar que os lipídeos, minerais e vitaminas estão presentes quase que totalmente na gema, sendo a clara constituída especialmente pelas proteínas;
- ✓ abacate: muitas pessoas evitam o abacate devido ao seu alto teor de gordura; elas acreditam que evitar todas as gorduras leva a uma saúde melhor e mantém o peso. Isso é um mito. O abacate é fonte de boas gorduras! Um estudo publicado no *Journal of the American Heart Association* afirma que ele pode ajudar a diminuir o colesterol ruim entre as pessoas que estão acima do peso;

- Brócolis: ricos em fibras, cálcio, potássio, folato e fitonutrientes. Os fitonutrientes são compostos que reduzem o risco de desenvolver doenças cardíacas, diabetes e alguns tipos de câncer. Contêm vitamina C e betacaroteno.
- Limão: é excelente fonte de vitamina C. Contém fibras de pectina, que são muito benéficas para a saúde do cólon e também servem como um poderoso antibacteriano. Ele equilibra e ajuda a manter os níveis do pH sanguíneo. Auxilia a digestão e estimula a produção de bile. É também uma grande fonte de potássio, cálcio, fósforo e magnésio.

CONCLUSÃO

A OMS relata que as doenças ligadas ao estilo de vida ruim, como diabetes, doenças cardiovasculares, hipertensão arterial e alguns tipos de câncer, são evitáveis.

Estima-se que 16 milhões de pessoas em todo o mundo morrerão prematuramente como resultado direto das doenças associadas ao estilo de vida. Veja a estatística: das 38 milhões de vidas perdidas para doenças não transmissíveis em 2012, 16 milhões, ou seja, 42% eram prematuras e evitáveis!

Não é novidade para ninguém que levar um estilo de vida pouco saudável aumenta as chances de morte prematura. O tabagismo, o consumo excessivo de álcool, a má alimentação com excesso de açúcar, sal refinado e óleos vegetais, a falta de atividade física, o excesso de peso e o alívio inadequado do estresse provocam epidemias de doenças que constituem a principal causa de mortes no mundo!

Vale lembrar que as consequências de uma má alimentação são devastadoras para a saúde do indivíduo. Não tenha dúvida de que, na gênese de grande parte das doenças, o maior determinante é o que você põe no prato. É preciso pensar e repensar se vale a pena colocar sua saúde em risco com momentos efêmeros de falso prazer e/ou compensações emocionais consumindo "lixos" alimentares. Tem certeza de que isso vale mesmo a pena? Talvez seja um preço alto demais a pagar, agora ou no futuro!

Lembre-se: você é responsável por suas escolhas!

CAPÍTULO 5

SEXO É VITAL

Dr. Roberto Amaral

A vida sexual é o centro da manutenção das relações amorosas para a maioria das pessoas. Sigmund Freud, fundador e pai da psicanálise, dizia que tudo gira em torno do sexo e que, para tudo ficar bem, só depende de se resolverem os problemas sexuais, que são os principais dos seres humanos.

Wilhelm Reich, psicanalista austríaco, discípulo de Sigmund Freud, dizia que, para isso, é necessário ter um bom orgasmo. Só isso. Para o psicanalista, além de proporcionar prazer, a função do orgasmo é produzir uma carga energética poderosa capaz de dissolver a "couraça neuromuscular do caráter" de indivíduos bloqueados pelas exigências de uma sociedade hierarquizada em que a sexualidade é reprimida.

"Relaxa e goza", diz o dito popular, para enfrentar situações de estresse e tensão.

Com o avanço do conhecimento sobre a sexualidade humana, as diferenças entre as características femininas e as masculinas em resposta aos estímulos sexuais e suas disfunções estão cada vez mais definidas. Neste capítulo, descreverei aspectos tanto da sexualidade masculina quanto da feminina.

O COMPORTAMENTO SEXUAL MASCULINO

De forma bastante simplificada, o comportamento sexual masculino pode ser dividido em três etapas principais:

1) O primeiro estágio, a libido, está relacionado ao desejo sexual, sendo que os estímulos chegam ao cérebro pelos sentidos ou mesmo provocados pela imaginação.

2) O segundo estágio é o da excitação, quando os mecanismos que facilitam a ereção são ativados no cérebro, mais especificamente no sistema límbico, região intracerebral, o qual libera substâncias preparando o pênis para a relação sexual.

3) O terceiro e último estágio é o orgasmo acompanhado da ejaculação.

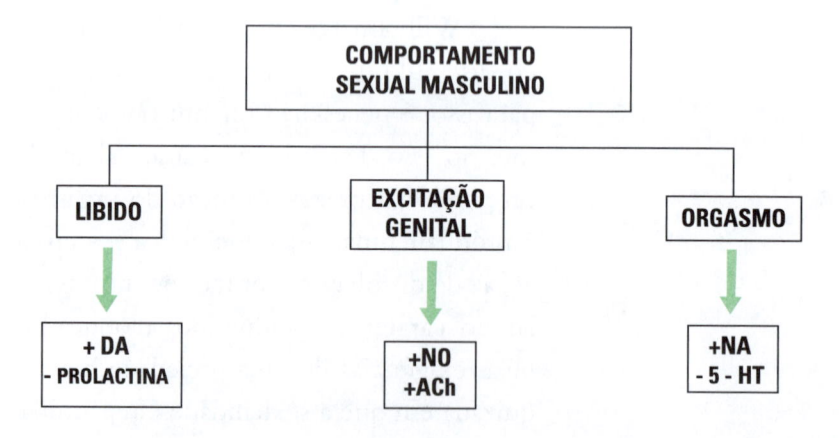

Figura 1. Representação esquemática da psicofarmacologia do comportamento sexual masculino, dividida em três etapas principais e destacados os principais neuromoduladores envolvidos em cada etapa: 5-HT (serotonina); ACh (acetilcolina); DA (dopamina); NA (norepinefrina); NO (óxido nítrico).

LIBIDO

O estágio da libido, extremamente relacionado ao desejo por sexo, é considerado um fenômeno mediado pelo neurotransmissor dopamina e por hormônios, como testosterona, DHEA, androstenediona, dihidrotesterona, estradiol, hormônio do crescimento e ocitocina. Vários estudos têm demonstrado a íntima relação da dopamina com o desejo sexual. Níveis baixos de dopamina tipicamente resultam em diminuição de libido. Alguns medicamentos que bloqueiam a dopamina acabam também reduzindo a libido, e a recíproca é verdadeira, ou seja, medicamentos que aumentam a dopamina podem aumentar o desejo.

A dopamina possui importante papel na regulação de fatores motivacionais, cognitivos, motores e hormonais. O hipotálamo, o "centro de vida" que se situa no cérebro, é, sem dúvida, a principal estrutura envolvida no controle e na modulação dos mecanismos que levam à ereção. A dopamina tem sido também chamada de nossa "molécula da motivação" e, por esse motivo, também nos incentivaria a buscar prazer e, consequentemente, dar continuidade à espécie por meio da reprodução.

Além do desejo, ela aumenta o direcionamento, o foco e a concentração. Ela nos permite planejar com antecedência e resistir aos impulsos, para que possamos alcançar nossos objetivos e, assim, cria a sensação do "Eu fiz isso!" quando realizamos o que nos propusemos a fazer. Faz-nos competitivos e proporciona a emoção da "caçada" em todos os aspectos da vida – negócios, esportes, amor, sexo, e nos dá satisfação quando concluída.

A dopamina é responsável pelo nosso sistema de prazer e recompensa. Ela nos permite ter sentimentos de prazer, felicidade e até mesmo euforia. Mas pouca dopamina pode deixar-nos fora de foco, desmotivados, apáticos e até mesmo deprimidos e, logicamente, sem libido. Há maneiras saudáveis e não saudáveis para aumentar a dopamina. As formas não saudáveis, como drogas e açúcar, podem ser portas de entrada para a autodestruição e vícios. As maneiras saudáveis incluem comer os alimentos certos, suplementos para aumentar a dopamina, praticar exercício físico, meditação e fazer sexo.

ALIMENTOS QUE AUMENTAM A DOPAMINA

A dopamina é sintetizada a partir do aminoácido tirosina. Comer uma dieta rica em tirosina irá garantir a você que tenha os blocos básicos de construção, necessários para a produção da dopamina.

Alimentos ricos em tirosina: todos os produtos de origem animal, amêndoas, maçãs, abacate, bananas, beterrabas, cacau, café, vegetais de folhas verdes, chá verde, feijão, farinha de aveia, vegetais marinhos, gergelim, sementes de abóbora, cúrcuma, melancia e gérmen de trigo. Alimentos ricos em probióticos naturais, como iogurte natural, kefir e chucrute cru, também podem aumentar a produção da dopamina natural. De forma peculiar, a saúde da flora intestinal afeta a produção de neurotransmissores. Uma superabundância de bactérias nocivas deixa subprodutos tóxicos chamados lipopolisacarídeos, que reduzem os níveis de dopamina.

AUMENTE A DOPAMINA COM EXERCÍCIOS

O exercício físico é uma das melhores coisas que você pode fazer para o cérebro. Ele aumenta a produção de novas células cerebrais, retarda o envelhecimento e melhora o fluxo de nutrientes para o cérebro. Além disso, pode aumentar os níveis de dopamina. O Dr. John Ratey, psiquiatra renomado e autor de *Centelha: A Revolucionária Nova Ciência do Exercício e do Cérebro,* estudou extensivamente os efeitos do exercício físico sobre o cérebro, descobrindo que ele aumenta os níveis basais de dopamina, promovendo o crescimento de novos receptores nas células cerebrais.

OUTRAS FORMAS DE AUMENTAR A DOPAMINA E MELHORAR A LIBIDO

Os benefícios da meditação têm sido comprovados em mais de mil estudos. Meditadores regulares experimentam elevada capacidade de aprender, aumento da criatividade e relaxamento profundo. Tem sido demonstrado que a meditação aumenta a dopamina, melhorando o foco e a concentração.

Passatempos manuais de todos os tipos – tricô, costura, desenho, fotografia e reparos domésticos – concentram o cérebro de forma semelhante à meditação. Essas atividades aumentam a dopamina, afastam a depressão e protegem contra o envelhecimento do cérebro. Ouvir música pode causar liberação de dopamina. Estranhamente, você não tem sequer de ouvir música para obter esse neurotransmissor, pois ele é secretado apenas pela antecipação da escuta.

Você pode procurar uma nova música para fazer *download*, ingredientes especiais para cozinhar, barganhar um pacote de viagem, buscar um item de colecionador difícil de encontrar ou um presente para um ente querido.

O ato de procurar e encontrar ativa seus circuitos de recompensa – sem arrependimentos posteriores. A dopamina é liberada quando se atinge um objetivo. Ter apenas metas de longo prazo é frustrante, então defina tanto metas de longo quanto de curto prazo. Metas de curto prazo não têm de ser algo grande. Elas podem ser tão simples como tentar uma nova receita, esvaziar sua pasta de e-mails, a limpar um armário ou, finalmente, aprender a usar um novo aplicativo para o seu celular. Transforme as metas de longo prazo em pequenas metas de curto prazo para proporcionar a si mesmo aumento de dopamina ao longo do caminho.

Saiba como aproveitar seu sistema de recompensa para uma produção saudável de dopamina. Aproveite a busca, defina objetivos tanto de longo quanto de curto prazo e aceite novos desafios. Você vai se sentir mais vivo, focado, produtivo, motivado e com mais libido. Dessa forma, percebemos que a libido pode ser restaurada por meio da correção de hábitos de vida, reposição de vitaminas, hormônios e aminoácidos e também fitoterápicos. Para elevarmos a dopamina sem usar medicamentos alopáticos, podemos usar mucuna, tirosina, theanina, fenilalanina, ioimbina, cromo, ácido fólico e guaraná. Caso não tenhamos resultados, podemos tentar L-Dopa, bupropiona, selegilina e apomorfina.

Hormônios, como testosterona, estradiol, DHEA, hormônios tireoidianos, hormônio do crescimento, ocitocina e insulina, também são dopaminérgicos e, por isso, devem estar regulados para uma boa libido. Falaremos a seguir sobre a ação de alguns deles.

A ACETILCOLINA E O DESEJO

A acetilcolina liberada no cérebro é que nos faz fixar a atenção, manter-nos em estado de alerta, sendo uma das responsáveis pela memória e criatividade. Também é liberada em terminações nervosas periféricas, levando à ereção e à produção de suor durante o ato sexual. A excitabilidade é determinada também pela acetilcolina; apesar de não ser um neurotransmissor tão potente quanto a dopamina em termos de regular o desejo sexual, a depleção de acetilcolina afeta diretamente a libido. Baixos níveis desse neurotransmissor podem afetar o volume de sêmen.

Alguns nutrientes podem ser utilizados para a produção da acetilcolina, como colina, huperzine A, dimetiletanol, acetil-L-carnitina, ácido lipoico, fosfatidilserina e ômega 3.

A EREÇÃO

A ereção ocorre quando um estímulo erótico recebido por qualquer um dos cinco sentidos (olfato, visão, tato, paladar e audição) é processado no hipotálamo, o centro da vida, que se situa dentro do nosso cérebro.

A ereção resulta:

1) Da inibição do tônus simpático que constringe os vasos do pênis.

2) Do aumento da neurotransmissão parassimpática dependente de acetilcolina e da liberação de óxido nítrico, NO, os quais vasodilatam os vasos do pênis. O NO é considerado, atualmente, o principal modulador bioquímico da ereção peniana. Substâncias, como inibidores da fosfodiesterase, ou seja, sildenafila, tadalafila, mais conhecidos como Viagra e Cialis, atuam inibindo a enzima que bloqueia o NO e, como consequência, ocorre dilatação dos vasos de todo o organismo, inclusive do pênis. Por essa razão, alguns relatam rubor na face, dor de cabeça e coriza. Reparem que esses medicamentos atuam somente nesta parte de todo o processo. Se não houver dopamina, acetilcolina e hormônios, a satisfação poderá ficar comprometida, mesmo usando essas drogas, coisa muito comum de se encontrar nos dias de hoje. Vemos homens que não buscam ajuda médica e preferem tomar a "cápsula azul" achando que será a solução de todos esses desarranjos.

Para melhorar a produção de óxido nítrico e a vasodilatação, podemos fazer exercícios físicos, comer com qualidade sem usar alimentos industrializados, respirar fundo, meditar, se possível, tomar suco de beterraba e lançar mão de suplementos, como ioimbina, L-citrulina, arginina, pycnogenol, ginkgo biloba e ginseng coreano (*panax ginseng*). Medicamentos alopáticos, como a sildenafila e a tadalafila, são os mais conhecidos para promover dilatação dos vasos do pênis. Alguns urologistas indicam injeções intrapenianas de prostaglandina para aumentar a dilatação dos vasos.

O ORGASMO

O orgasmo depende da adrenalina e noradrenalina, do neurotransmissor GABA e do bloqueio da serotonina. O GABA é sintetizado a partir de glutamina e inositol, e ajuda a controlar os neurotransmissores estimulantes que podem causar ansiedade, inquietação e diminuição do desejo. Precisamos de GABA para praticar o famoso "relaxa e goza", pois, sem ele, ficamos raivosos. Esse neurotransmissor também ajuda a produzir dopamina e, como já sabem, esta é de fundamental importância.

Suplementos que aumentam GABA: Kawa kawa, taurina, glicina, glutamina, inositol, vitaminas do complexo B e o próprio GABA. Já a serotonina em excesso pode bloquear o orgasmo, como é comum ocorrer em usuários crônicos de antidepressivos que elevam a serotonina. Tais medicamentos também são usados para ejaculação precoce.

A LIBIDO E OS HORMÔNIOS

A MODULAÇÃO HORMONAL DA TESTOSTERONA E A LIBIDO MASCULINA

A queda na produção da testosterona começa a ocorrer, em geral, a partir dos 40 anos, com perda entre 1 e 2% do hormônio total disponível por ano. Muitas vezes, os sintomas são confundidos com estresse profissional ou pessoal. Cerca de 20% dos homens apresentam esse problema. Quando notar que algo não vai bem, procure um médico o quanto antes, pois, assim, poderá se tratar e evitar perda de qualidade de vida e ganho de peso e obesidade.

Próximo dos 50 anos, já há um decréscimo de 10 a 20% nos níveis de testosterona, e isso se reflete não só no desempenho sexual, mas em outros aspectos da saúde. Além da diminuição da libido e da capacidade de ereção, há redução do crescimento da barba e de pelos, perda de força muscular e desenvolvimento de gordura, principalmente na região abdominal, e até menor atividade cerebral. Depressão, ansiedade, sonolência e irritabilidade são outras características relacionadas.

CAUSAS DA QUEDA DE TESTOSTERONA

- Envelhecimento: queda natural que ocorre ao longo da vida em função da menor sensibilidade dos testículos aos pulsos de dois hormônios cerebrais: LH e FSH.
- Uso prévio de anabolizantes.
- Contaminação por xenoestrógenos ambientais: por exemplo, o bisfenol-a, liberado gradualmente das embalagens plásticas para os alimentos e mais ainda quando as embalagens são submetidas a temperaturas elevadas.
- Estresse: o excesso de cortisol bloqueia a produção de testosterona, e níveis baixos favorecem o cansaço e desânimo.
- Medicamentos: estatinas para o colesterol, antidepressivos, remédios para dormir e betabloqueadores para o coração e pressão são alguns exemplos.

A IMPORTÂNCIA DO COLESTEROL NA FABRICAÇÃO DE HORMÔNIOS

Colesterol é a matéria-prima para a produção de testosterona e outros esteroides. Esse hormônio é classificado como esteroide porque é fabricado através do colesterol, assim como o estradiol, cortisol, DHEA e progesterona, como podem ver na Figura 2. Reparem como a palavra esteroide ficou estigmatizada pelo mau uso de hormônios por algumas pessoas. Se não fossem os hormônios esteroides, seus pais não teriam se reproduzido e você não estaria lendo este livro agora.

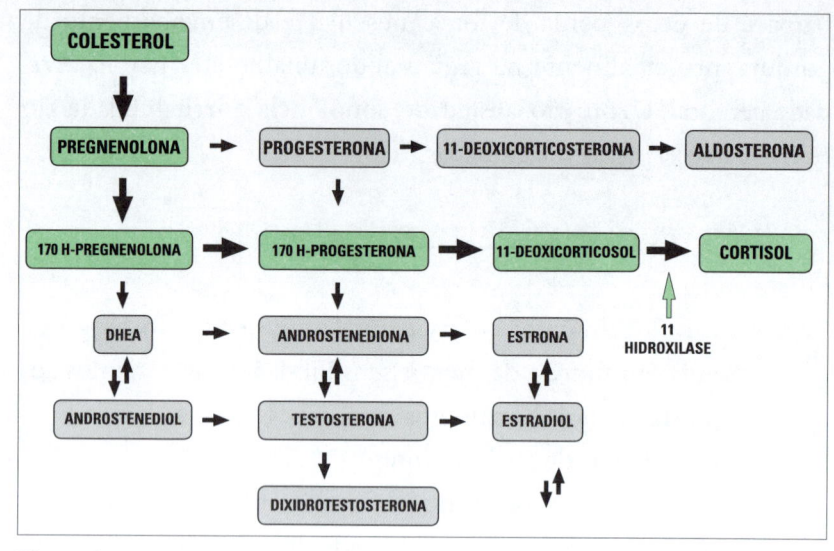

```
COLESTEROL
    ↓
PREGNENOLONA → PROGESTERONA → 11-DEOXICORTICOSTERONA → ALDOSTERONA
    ↓               ↓
170 H-PREGNENOLONA → 170 H-PROGESTERONA → 11-DEOXICORTICOSOL → CORTISOL
    ↓               ↓                    ↑
  DHEA      →   ANDROSTENEDIONA   →   ESTRONA        11
   ↓↑              ↓↑                   ↓↑        HIDROXILASE
ANDROSTENEDIOL → TESTOSTERONA    →   ESTRADIOL
                    ↓
              DIXIDROTESTOSTERONA      ↓↑
```

Figura 2.

OBESIDADE, ENVELHECIMENTO, DIMINUIÇÃO DA LIBIDO E TESTOSTERONA

As células de gordura produzem uma enzima chamada aromatase, que transforma testosterona em estradiol e estrona, hormônios primariamente femininos. O envelhecimento e a obesidade potencializam a ação da aromatase, diminuindo os níveis de testosterona e aumentando os níveis de estradiol e estrona, muitas vezes intracelular. Estradiol e estrona em altos níveis causam impotência, baixa libido, irritabilidade, cansaço e aumento de mamas, ou ginecomastia. Novos estudos estão mostrando que é ele o responsável pelo câncer de próstata e por alguns casos de doença cardiovascular.

Uma figura bem característica do déficit clínico de testosterona é o idoso irritadiço, mais conhecido como "velho rabugento". Ele anda encurvado, possui mamas, gordura visceral, está com atrofia muscular nos braços e nas pernas, e o máximo que consegue fazer é sentar-se na praça e jogar damas. Precisamos de mais algum exame de sangue para saber que ele não tem testosterona? Será que o exame visual não tem valor nenhum? Tantas doenças são diagnosticadas assim, por que a andropausa não seria?

Além disso, a obesidade e o consequente aumento de um fenômeno chamado glicação (vem de glicose = açúcar), que seria uma caramelização do corpo, podem lesar gradualmente alguns nervos responsáveis por conduzir dopamina, acetilcolina e GABA até o pênis. Isso é muito comum de acontecer com diabéticos.

QUADRO CLÍNICO CAUSADO POR BAIXOS NÍVEIS DE TESTOSTERONA

- ✓ Baixos níveis de energia
- ✓ Apatia
- ✓ Irritabilidade
- ✓ Diminuição do tônus muscular
- ✓ Aumento de peso
- ✓ Aumento de mamas
- ✓ Homens que duvidam de tudo e sem perspectivas
- ✓ Baixo desejo sexual
- ✓ Impotência
- ✓ Falta de pelos
- ✓ Medo exacerbado

Enganam-se os homens que, ao pensarem que, só porque estão com o desejo sexual ativo, apresentam níveis de testosterona normais. Muitas vezes outros sintomas surgem antes da queda da libido e podem anteceder esse quadro. Erroneamente, a testosterona ficou muito ligada ao pênis, e isso está longe de ser verdade. Por esse motivo, a urologia é a especialidade designada a tratar esse quadro, mas sabemos que a testosterona tem receptores no coração (cardiologista), cérebro (neurologista), músculo e ossos (reumatologista), articulação e tendões (ortopedista), pele (dermatologista) e por aí vai.

COMO É O TRATAMENTO DE MODULAÇÃO DA TESTOSTERONA E AUMENTO DA LIBIDO?

- ✓ Práticas de exercícios físicos de alta intensidade (HIIT). Exercícios curtos e de alta intensidade aumentam a produção de lactato, que estimula a produção de testosterona.
- ✓ Alimentação balanceada, sem produtos industrializados.
- ✓ Eliminação de alérgenos alimentares.
- ✓ Regularização da flora intestinal para a produção de dopamina e serotonina.
- ✓ Eliminação dos xenoestrógenos que, contaminando os alimentos, se comportam como estrogênio no organismo masculino.
- ✓ Diminuição ou eliminação do álcool – álcool é aromatizante, ou seja, favorece a produção de hormônio feminino.
- ✓ Controle do estresse com práticas de relaxamento, como ioga, meditação, massagens e divertimento.
- ✓ Uso de fitoterápicos, como *tribulus terrestris*, *long Jack*, *cyanotis vaga*, ácido D aspártico, maca, urtiga dioica, que aumenta testosterona livre, e vitaminas, como zinco, complexo B, vitamina D, magnésio e alguns aminoácidos.
- ✓ Reposição hormonal com testosterona se necessário, depois de avaliação clínica, física, exames laboratoriais, cardiológicos e urológicos.
- ✓ Estímulo da produção hormonal testicular com gonadotrofina coriônica humana ou clomifeno.
- ✓ Controle dos níveis de estradiol e estrona com redução de peso, diminuição de álcool, uso de fitoterápicos, como crisina e indol-3-carbinol, ou até mesmo medicamentos alopáticos, se necessário, como anastrozol, tamoxifeno ou exemestano.

As terapias com testosterona são prescritas para milhões de homens a cada ano, e o número está aumentando rapidamente. As prescrições de testosterona aumentaram 500% nos Estados Unidos entre 1993 e 2000. Um grande número de médicos defende os benefícios do tratamento de reposição hormonal a pacientes que se queixam de redução da libido e de fadiga.

"As maiores queixas dos homens são fadiga, cansaço e dificuldades de concentração. Alguns reclamam de dores musculares. Muitos não têm interesse em sexo. Alguns sentem que não são mais quem costumavam ser", afirma o Dr. Lionel Bissoon, que administra um programa de modulação hormonal para homens e mulheres em sua clínica em Nova York, onde, após uma bateria de exames, o paciente pode iniciar o tratamento.

A modulação hormonal pode ser feita por meio de injeções, adesivos ou via oral, sendo necessário que o paciente passe por um acompanhamento periódico do médico e seja submetido a exames regularmente.

As sociedades cartesianas condenam o uso de testosterona baseado em sinais e sintomas clínicos e apegam-se basicamente a níveis laboratoriais, os quais devem estar extremamente baixos para se realizar a reposição. Médicos que praticam modulação hormonal no mundo todo valorizam também exames de sangue, mas se apegam mais em sintomas como cansaço crônico, alterações do sono, baixa libido, diminuição da potência, aumento de gordura visceral e de mamas, para indicarem a modulação. Podemos também lançar mão do famoso questionário de ADAM, apresentado a seguir:

1) Tem observado diminuição da libido?
2) Tem observado falta de energia?
3) Percebe redução da força muscular?
4) Diminuiu a sua "alegria de viver"?
5) Perdeu altura?
6) Fica triste ou rabugento com frequência?

7) Percebe que as ereções são menos vigorosas?
8) Tem diminuído as atividades esportivas?
9) Sente sonolência após o jantar?
10) Tem percebido uma piora no desempenho profissional?

Se responder "sim" para as perguntas 1 ou 7, ou para 3 ou mais outras perguntas, deve procurar a orientação de um médico.

Lembre-se de que os valores de referência dos exames hormonais, como da testosterona, são feitos da seguinte forma: dosa-se aleatoriamente testosterona em dois mil homens, por exemplo, calcula-se a média e insere-se um desvio padrão acima e abaixo. Assim, são criados os valores de referência considerados como normais apesar dos sintomas.

Porém, a questão é a seguinte: será que aquele homem que tem um nível médio de testosterona, mas ainda está dentro do valor de referência, não apresentava um nível mais elevado ao longo da vida? Assim, será que essa não é responsável pelos sintomas descritos como queda de libido e ganho de peso, por exemplo? Na experiência do autor, sim.

Não podemos valorizar alguns exames hormonais como valorizamos exames para doenças infecciosas, por exemplo. Quando é detectado o HIV, a pessoa tem o HIV, sentindo alguma coisa ou não, o mesmo valendo para hepatite B ou C. O exame detecta se há ou não vírus e, logicamente, o resultado sempre é valorizado, apesar das queixas. Testosterona, não; cada homem é único e responderá clinicamente diferente de outro homem com níveis parecidos. Vemos alguns com níveis baixíssimos sem sintomas de falta de testosterona, e também outros com níveis altos, mas com todos os sintomas e, muitas vezes, quando usam testosterona, os sintomas se resolvem. Aprendemos na faculdade que a "clínica é soberana" e, pelo jeito, alguns se esquecem disso e preferem tratar seus pacientes com antidepressivos, remédios para dormir, Viagra, remédios para controle de apetite, os quais apresentam inúmeros efeitos colaterais, inclusive dependência.

FORMAS DE USO DA TESTOSTERONA

No Brasil, a testosterona é empregada na forma injetável intramuscular, assim como por meio de géis, adesivos cutâneos, *patches* e desodorantes.

As injeções intramusculares disponíveis no país podem ser aplicadas com intervalos de três semanas ou três meses, enquanto as aplicações em géis ou adesivos devem ser feitas diariamente. Em 2013, uma nova opção para quem precisa repor a testosterona foi aprovada pelo *Food and Drug Administration* (FDA), dos Estados Unidos. Trata-se de uma solução tópica, que estará em nossas farmácias em breve. A aplicação é simples, indolor e de fácil introdução no hábito diário, já que basta espalhar solução sobre a pele das axilas, como se fosse um desodorante.

Apesar dos progressos, deve-se salientar que a reposição hormonal masculina não é isenta de riscos. Quando bem indicada, isto é, se houver carência de fato, a testosterona pode restabelecer a libido, a ereção, a massa muscular, a massa óssea, os pelos corporais etc. Dessa forma, a modulação de testosterona masculina é importante por trazer melhora significativa da qualidade de vida e da saúde dos homens que sofrem desse problema, mas é imprescindível acompanhamento médico a fim de garantir tanto o sucesso quanto a segurança do tratamento.

O ESTROGÊNIO NA FUNÇÃO SEXUAL MASCULINA

Outro estudo, publicado no *New England Journal of Medicine*, detalha como os pesquisadores têm eliciado funções fisiológicas em homens com diferentes níveis de testosterona. Além disso, os pesquisadores descobriram que alguns dos sintomas, muitas vezes atribuídos à deficiência de testosterona, são realmente causados pela falta de estrogênio.

Joel Finkelstein e colaboradores, do Massachusetts General Hospital em Boston, Estados Unidos, relatam que os níveis da testosterona regulam a massa corporal magra, o tamanho muscular e a força, enquanto os níveis do estrogênio regulam o acúmulo de gordura. Ambos os hormônios contribuem para a função sexual, que engloba tanto o desejo sexual quanto a função erétil.

A OCITOCINA E A LIBIDO

Se fosse possível fazer uma droga do amor, a ocitocina seria, sem dúvida, o principal ingrediente. Ela é um hormônio produzido principalmente pelo hipotálamo, uma região do cérebro do tamanho de uma amêndoa, localizada perto do tronco cerebral, que liga o sistema nervoso ao sistema endócrino através da glândula pituitária. A ocitocina é liberada diretamente no sangue através da glândula pituitária ou para outras partes do cérebro e da medula espinhal. Embora, provavelmente mais conhecida por seu papel no parto e na amamentação, pesquisas mostraram que a ocitocina pode ter muitos efeitos de longo alcance para homens e mulheres em muitas áreas de suas vidas, particularmente quando se trata de relacionamentos e envolvimento emocional.

Pesquisas também revelaram que a ocitocina desempenha um grande papel nos aspectos relacionados ao desejo e ao orgasmo. Homens e mulheres a liberam durante o ato sexual, sendo ela a responsável por orgasmos poderosos. Quanto mais romantismo na preliminar, mais carinho e mais amor, mais ocitocina é liberada e, possivelmente, haverá maior intensidade no orgasmo.

Às vezes chamada de "hormônio do aconchego", a ocitocina é liberada em resposta a uma variedade de estímulos ambientais, incluindo a pele a pele, olhos nos olhos, carinhos e massagens.

Em níveis normais, a ocitocina estimula um desejo leve na mulher ao ser beijada e abraçada por seu amante. Mas, ao ser tocada, há um incremento nos níveis de ocitocina. Isso provoca uma cascata de reações dentro do corpo, incluindo a liberação de endorfinas e testosterona, o que resulta nas excitações biológica e psicológica. Os nervos em zonas erógenas, tais como os lóbulos das orelhas, pescoço e genitais, tornam-se sensibilizados pelos efeitos da ocitocina. Ela promove uma relação de proximidade, intimidade e desejo que aumenta a receptividade sexual. E o desejo de ser tocado provoca ainda mais a liberação de ocitocina, e assim desejo e excitação são aumentados ainda mais. Simplificando, quanto mais preliminares, mais ocitocina.

Durante o orgasmo, os níveis masculinos de ocitocina quintuplicam, o que não é nada em comparação com os níveis de ocitocina femininos. Mulheres precisam de mais ocitocina, se quiserem chegar ao orgasmo e, durante o pico da excitação sexual, os níveis de ocitocina se elevam imensamente! E é por esse motivo que a mulher demora mais para "chegar lá".

E você, querido amigo, agora sabendo dessa questão biológica, trate de levar sua companheira para jantar, tomar um bom vinho, comer uma boa comida, acenda uma vela, coloque uma música e meia luz, massageie, lamba as zonas erógenas com carinho e sem pressa, como se nada mais existisse no mundo, e aproveite cada parte do corpo da sua mulher. Com certeza, se tudo isso for realizado, o cérebro da parceira será inundado de ocitocina, dopamina, GABA, acetilcolina, testosterona, e ela será capaz de atingir orgasmos múltiplos incríveis. Caso o homem tenha dificuldade em proporcionar orgasmos para sua parceira, é necessário se informar sobre sexo tântrico; ela lhe agradecerá até os últimos dias da sua vida.

Outros usos da ocitocina:
- ✓ Vínculo afetivo
- ✓ Fobias sociais e autismo
- ✓ Funções cognitivas
- ✓ Resposta sexual
- ✓ Anorgasmia

AGENTES QUE INIBEM A LIBIDO

Uma influência negativa na libido é exercida pela prolactina, um hormônio secretado pela hipófise que pode estar aumentado em situações estressantes ou devido ao uso de certos medicamentos, como metoclopramida, alguns benzodiazepínicos, por exemplo, o famoso Rivotril, usado como calmante e para dormir, e alguns anabolizantes, como a trembolona, muito comum em fisiculturistas. Excesso de prolactina bloqueia a hipófise a qual não estimula a produção de testosterona pelo testículo via LH.

Os hormônios anabolizantes, sintéticos, utilizados por alguns homens de forma indiscriminada e sem conhecimento de causa, bloqueiam a função da hipófise e, quando eles suspenderem o uso dessas substâncias, a produção de testosterona estará severamente comprometida. Além disso, o excesso de testosterona poderá se transformar em estradiol, hormônio feminino que também diminui a libido. Tanto a falta quanto o excesso de estradiol no homem podem comprometer a libido.

O uso crônico de esteroides pode levar, em longo prazo, à atrofia testicular e à deficiência permanente de testosterona e infertilidade.

Os antidepressivos, por aumentarem a liberação de serotonina, atuam diminuindo a libido e bloqueando o orgasmo em alguns casos. Muitas vezes, são ministrados para pacientes com ejaculação precoce.

Remédios anti-hipertensivos, ansiolíticos e hipnóticos, que induzem o sono, contêm agentes que levam ao relaxamento da musculatura esquelética e das artérias, diminuindo a ação dos neurotransmissores euforizantes.

A MULHER MODERNA E SUA SEXUALIDADE / OU A LIBIDO FEMININA

Parece que não, mas os estudos sobre a sexualidade feminina são muito recentes. Em um deles, realizado por pesquisadores da Universidade Federal de Santa Catarina e publicado na *Revista Estudos Feministas*, em 2010, o estudo da sexualidade humana ou sexologia é definido como:

> um campo teórico e prático com *status* de ciência entre estudiosos de diversas áreas, sem especificamente formar uma disciplina tradicionalmente acadêmica, transitando em proximidade com Medicina, Psicologia, Antropologia, Biologia, Sociologia, Direito e outros saberes. Não obstante, a sexologia é marcada por duas tendências: uma funcional, mais biológica, portanto médica; e outra antropológica, mais cultural e social.

Mas, mesmo com o desenvolvimento da sexologia, imaginem que até hoje não se sabe por que as mulheres chegam ao clímax, do ponto de vista evolutivo. Atualmente, há várias hipóteses que tentam explicar a questão. A biologia evolutiva ainda não fundamentou de modo satisfatório qual a função do orgasmo feminino sob o aspecto da preservação da espécie, tendo em vista que ele não é necessário para a reprodução, ao contrário do masculino, em que o clímax antecede a ejaculação, fato crucial para a reprodução da espécie. Assim, alguns especulam que seria meramente uma consequência do clímax masculino, ou seja, copiaram porque viam que era bom, enquanto outros especulam que, quando a mulher está mais relaxada, os espermatozoides teriam mais facilidade em atingir os ovócitos nas tubas uterinas e fecundá-los, entre outras explicações. Sendo o bebê humano mais indefeso, o clímax funcionaria como um laço entre o casal para que cuidassem melhor da prole. Essa hipótese ainda está em estudo e requer mais experimentos para que possa ser comprovada.

Em seu *Estudo Sexual da Vida do Brasileiro*, Carmita Abdo, criadora do Programa de Estudos em Sexualidade (ProSex) da Faculdade de Medicina da Universidade de São Paulo, revela a realidade da vida sexual feminina no país: "Uma em cada duas mulheres brasileiras sente que seu desejo sexual não é tão intenso quanto ela gostaria, não fica tão excitada quanto esperava ou enfrenta dificuldades para chegar ao orgasmo".

E ela está de acordo com o que se observa na maior parte do mundo, afirma Carmita, internacionalmente reconhecida como uma autoridade em sexualidade humana: "Temos os mesmos índices de dificuldades sexuais de outros povos".

A falta de desejo sexual ou mesmo a anosgarmia em mulheres é uma questão muito complexa, porque as causas e as origens são, frequentemente, múltiplas e envolvem fatores fisiológicos e psicológicos. A anorgasmia pode ser primária, quando a mulher nunca experimentou orgasmo, ou secundária, quando já teve orgasmos e não consegue mais. Há ainda um terceiro tipo, a anosgarmia situacional, que acontece somente em determinadas situações. A mulher com anorgasmia apresenta as outras fases do ato sexual, como o desejo e a excitação, porém sente um bloqueio no momento do clímax.

Apesar de não saberem exatamente para o que serve o orgasmo feminino, alguns acreditam que a mulher é um ser mais evoluído exatamente por ter capacidade orgásmica muito superior à do homem. Em um estudo com atores profissionais do ramo do sexo, que usaram eletrodos na cabeça para registrar suas atividades cerebrais durante o ato sexual, ficou provado que as mulheres chegam "lá" com muito mais intensidade, muito mais vezes e com duração muito maior. Além disso, o orgasmo feminino não finda o desejo, assim como no homem. Essa vantagem orgásmica pode ser a comprovação de que o clímax feminino teria a ver com reprodução, tendo em vista que, por terem apenas um ovócito a cada ovulação, as mulheres teriam de tentar várias vezes (orgasmos múltiplos) e por mais tempo (orgasmo com maior duração) para fazer com que os milhões de espermatozoides cheguem à tuba uterina e, assim, ocorra a fecundação. E, ao contrário, os homens não necessitariam de orgasmos múltiplos e duradouros, tendo em vista que uma "jorrada" de esperma já libera milhões de espermatozoides.

A LIBIDO

Mas, antes do clímax, vem o desejo sexual ou libido, por muitos anos pouco valorizado na mulher ao longo da história da medicina, muito provavelmente em função do machismo que sempre imperou. Apenas nos últimos dez anos a libido feminina passou a ser alvo de estudos por cientistas do mundo todo, e os estudos sobre o assunto se multiplicaram desde então, devido à crescente ascensão das mulheres na sociedade.

Décadas atrás, o prazer feminino era totalmente desnecessário, tendo em vista que a mulher não precisaria dele para reproduzir, como dito anteriormente. O macho da casa dominava a relação como um todo, tanto do ponto de vista sexual como em outros âmbitos. A mulher era uma serva do homem em afazeres domésticos e sexuais, a quem cabia, apenas, dar prazer ao homem e garantir a continuidade à espécie. Os primeiros vestígios de sexo encontrados em antigas civilizações mostram a relação sexual da mesma forma como encontramos nos animais. O macho por trás da fêmea, sem qualquer tipo de contato do órgão masculino com o clitóris feminino, visando, unicamente, à reprodução. No mundo animal, ainda é assim; o cio serve para a fêmea atrair o macho e propiciar a reprodução. Não vemos animais tendo orgasmos ou mesmo "fantasias sexuais". Isso é uma característica exclusiva dos seres humanos.

Ao longo dos milênios, desenvolvemos o córtex cerebral e, assim, conseguimos separar reprodução de prazer, o que, por muito tempo, inclusive, não foi visto pela Igreja Católica com bons olhos, pois ela nunca aprovou a camisinha e a pílula anticoncepcional que nos deram condições de ter prazer sem reprodução. Apesar disso tudo, as mulheres continuaram a "ver navios" por muito tempo e, apenas com a escalada feminista das últimas décadas, a chegada da pílula anticoncepcional e da camisinha nos moldes atuais é que o prazer feminino ganhou mais importância e passou a ser mais estudado.

A primeira mostra da escalada feminina foi a troca de posições durante o ato sexual. Se, antes, a posição por trás não favorecia o contato clitoriano, a posição com o homem por cima, no famoso "papai mamãe", começa a favorecer tal contato, o qual melhorará ainda mais com a mulher por cima do homem, exercendo total domínio sobre a relação e tendo grande controle sobre a ejaculação masculina, que necessita de incursões rápidas e profundas do pênis para que aconteça. Já o orgasmo feminino não precisa, em geral, de tais incursões, já que apenas a fricção clitoriana é suficiente. Aliás, talvez seja esse o motivo que faz com que as mulheres toquem mais uma nas outras do que os homens entre si, tendo em vista que a relação homossexual masculina seria mais agressiva.

Desta forma, tudo parecia resolvido, mulheres no comando da situação, tendo orgasmos quando bem entendiam, sem necessidade de cuidar da prole depois de obterem prazer. E, melhor, poderiam repetir quantas vezes quisessem todo esse processo. Ledo engano, pelo menos para muitas.

AS MULHERES E A PÍLULA

A pílula anticoncepcional ou hormonal é um dos métodos mais eficientes para contracepção que existem, utilizado por cerca de cem milhões de mulheres em todo o mundo. Esse número atesta sua eficiência, mas não atenua a preocupação com seus efeitos colaterais. Ela é chamada assim porque seu funcionamento se baseia na fisiologia dos hormônios ligados ao ciclo reprodutivo feminino – estrogênio e progestogênio –, particularmente à ovulação e à menstruação. De fato, a quantidade de hormônio varia entre as pílulas da cartela, pois o objetivo é produzir um ciclo artificial. Nos ciclos artificiais, o intervalo de sete dias visa imitar a costumeira queda hormonal que se dá ao final de cada ciclo natural e permite a vinda da menstruação. Portanto, a finalidade da pílula é "enganar" o organismo. Sua eficiência é altíssima se for tomada de maneira correta, o que significa não falhar e ingerir as pílulas conforme a prescrição na bula ou na embalagem.

As primeiras pílulas lançadas no mercado continham altas doses de estrogênio e provocavam efeitos colaterais indesejáveis, como aumento de peso, distúrbios vasculares e dor nas mamas. A redução desse hormônio e do progestogênio nas fórmulas mais modernas reduziu, significativamente, a ocorrência dos efeitos indesejáveis. Entretanto, seu uso é contraindicado após os 35 anos para as mulheres que fumam, porque aumenta o risco de acidentes cardiovasculares.

De acordo com o Dr. José Mendes Aldrighi, professor de Ginecologia do Departamento de Obstetrícia e Ginecologia da Faculdade de Ciências Médicas da Santa Casa de São Paulo e chefe do Departamento de Saúde Materno-Infantil da Faculdade de Saúde Pública da Universidade de São Paulo,

> A primeira pílula anticoncepcional, Enovid-R, lançada no mercado em 1960, foi descoberta por acaso. Por estranho que possa parecer, interessados em descobrir um caminho para combater a esterilidade feminina, os pesquisadores chegaram a uma fórmula com ação contraceptiva. Esse achado foi de extrema importância para o sucesso da Revolução Sexual, que pôs fim a séculos e séculos de repressão. Desde então, a pílula vem sendo utilizada como forma de garantir a liberdade sexual, já preconizada por pensadores como Freud, Reich e Kinsey.

A PROBLEMÁTICA DOS ANTICONCEPCIONAIS HORMONAIS

Em mulheres jovens usuárias de anticoncepcionais hormonais, encontram-se níveis baixíssimos de testosterona total, o que pode acarretar diminuição importante da libido e do orgasmo.

Além disso, o anticoncepcional hormonal oral diminui a quantidade de testosterona livre, já que estimula a produção pelo fígado de uma proteína chamada de Globulina Ligadora de Hormônio Sexual (SHBG). Essa proteína se liga de forma muito intensa à testosterona total, diminuindo, assim, sua forma ativa, a forma livre. Tal situação ocorre tanto nas usuárias de pílula orais, como nas mulheres que fazem reposição hormonal na menopausa com hormônios tomados por via oral.

Os níveis de SHBG em usuárias de pílulas costumam ser tão altos que o laboratório precisa fazer duas vezes o mesmo exame para chegar a um resultado. Caso a mulher use pílula, é necessário pedir esse exame ao médico e notará um nível bem acima do valor de referência, acompanhado da seguinte mensagem no laudo do laboratório: "exame repetido e confirmado com diluição da amostra".

Outras formas de anticoncepcionais hormonais, que não sejam orais, não elevam a SHBG do mesmo modo, mas também podem causar um estado de deficiência hormonal em mulheres, acarretando problemas sexuais e de composição corporal. Na minha prática, os métodos anticoncepcionais que não impactam nos níveis hormonais são o Dispositivo Intrauterino de Cobre, o DIU, e a camisinha. Depois desses, o DIU envolto com hormônio não afeta de forma tão acentuada os níveis de testosterona.

Na minha prática diária, vejo que algumas usuárias com mais de dez anos de anticoncepcionais hormonais apresentam deficiência de leve a importante de massa muscular, ou sarcopenia, com excesso de gordura, o que as caracteriza como "falsas magras" e acarreta baixa autoestima. Ao longo do tempo, a sarcopenia pode impactar na qualidade de vida no envelhecimento, considerando-se que ter massa muscular saudável na terceira idade é de fundamental importância para a independência nessa etapa da vida. Além disso, a falta de músculo, ou sarcopenia, favorece a perda de massa óssea e, consequentemente, aumenta a chance de queda da própria altura, acarretando um dos problemas mais comuns, graves e de alto custo em hospitais nos dias de hoje: a fratura de fêmur no idoso, muitas vezes com complicações sérias, como trombose venosa profunda, tromboembolismo pulmonar e acidente vascular cerebral.

Para piorar, essas mulheres, muitas vezes, fazem uso de anorexígenos e antidepressivos para comer menos, o que não favorecerá em nada o ganho de massa muscular e a insatisfação com a imagem. Caso a mulher se encaixe nesta situação, recomendo ler este *post:* "Como deixar de ser falsa magra", que está na área *fitness* do meu blog.

É só acessar o endereço eletrônico: http://www.robertofrancodoamaral.com.br/blog/.

OS HORMÔNIOS SEXUAIS FEMININOS E A LIBIDO

A partir da puberdade, os hormônios sexuais são continuamente secretados na circulação pelos ovários e testículos, circulam pelos vasos sanguíneos, chegando ao fígado, onde são metabolizados e eliminados na urina. Mas, se houver deficiência na produção, não há estímulo que excite, já que a libido estará inibida. Por essa razão, o desejo sexual feminino diminui na menopausa, quando cessa o ciclo menstrual e a produção hormonal pelos ovários, sendo necessário modular as concentrações plasmáticas para que permaneçam nos níveis funcionais. Além desses hormônios, é muito importante, mas não imprescindível, que a mulher preserve bons níveis de testosterona para que tenha libido e atinja o clímax. Se você tem dificuldades nesse sentido, não aceite como resposta que isso pode ser normal. Investigue seus níveis hormonais antes de tentar todas as posições do Kama Sutra. E hoje, tenho certeza em dizer, muitas mulheres não sabem como são do ponto de vista do sexo, já que tomam anticoncepcional desde a adolescência. A testosterona livre, que é a mais ativa, chega aos níveis plasmáticos próximos de zero, nas usuárias de pílulas.

As pílulas surgiram numa época em que pouco importava se a mulher tinha prazer ou não; como dito, ela servia apenas para agradar o homem, cuidar da prole e fazer crochê. Isso há poucos anos. Os tempos mudaram, minha gente!

A cada dia aumenta a autonomia das mulheres que, cada vez mais, se tornam figuras centrais de suas próprias vidas e da vida de quem as cerca. O paradigma social que determinava ser exclusivo aos homens prover suas famílias ruiu, e tais papéis são atualmente exercidos também pelas mulheres em diversas culturas. As mulheres estão disputando cada vez mais vagas e postos antes ocupados somente pelos homens, portanto, precisam ser tão competitivas quanto eles, além de também visarem ao prazer, como os homens.

A Associação Psiquiátrica Americana (2002) classifica a deficiência ou ausência do desejo da atividade sexual como Transtorno do Desejo Sexual Hipoativo (TDSH). Pacientes afetadas por esse transtorno não são somente mulheres na meia-idade, e sim em diversas idades, por uma multiplicidade de fatores, por exemplo, insatisfação física e emocional, os quais resultam em indisposição para futuros atos, explicada por transtornos, como depressão e ansiedade, condições de vida estressantes, mudanças na parceria, conflitos no vínculo conjugal, disfunção sexual do parceiro e disfunções hormonais e metabólicas. Nessa última, a testosterona desempenha um papel fundamental. Em alguns anos, podem anotar, a reposição desse hormônio será tão aceita como a do hormônio da tireoide ou como o uso dos hormônios contidos nas pílulas anticoncepcionais.

> **Estudos realizados nos últimos anos indicam que 65% das mulheres podem ter alterações na libido ao longo da vida.**

Infelizmente, apesar de um número tão alto, poucas mulheres são tratadas de maneira correta e, muitas vezes, seus relacionamentos desmoronam em função disso. A diminuição ou ausência da libido na mulher não deve ser encarada como normal, e nem a mulher pode se conformar com isso, achando que foi menos "agraciada" pela natureza, como alguns profissionais insistem em dizer. Independentemente da idade, a função sexual preservada é importantíssima, já que o grande motivo de nossa existência é a reprodução. A partir do momento em que não sentimos mais vontade de nos reproduzir, podem ter certeza, algo está errado. É imprescindível a investigação hormonal nessas mulheres com falta de desejo sexual, sendo também relevante que se recorra a terapias, práticas de relaxamento etc.

Quando assisto a programas de TV ou mesmo reportagens sobre sexualidade na internet, vejo falarem da importância da luz, do romantismo, da massagem, da música, do canguru perneta, das flores, do jantar... blá, blá, blá. Só não falam do pilar mais importante da sexualidade, o nível de testosterona e de outros hormônios relacionados à sexualidade. Já falei anteriormente que a testosterona livre no plasma fica próxima de zero em usuárias de pílulas. Neste capítulo sobre testosterona e libido, veremos que o conhecimento sobre a libido feminina está muito além de um jantar à luz de velas tocando música romântica. E, por favor, não é possível aceitar mais como resposta a essa situação: "Você está estressada, querida, precisa de umas férias!".

A TESTOSTERONA NAS MULHERES

A testosterona é um hormônio importante não somente para a sexualidade masculina. Nas mulheres também tem grande importância, apesar de elas produzirem de vinte a trinta vezes menos do que os homens. A deficiência de testosterona pode ter consequências sérias, tanto físicas como mentais, prejudicando a saúde e a libido da mulher. Os sinais e sintomas variam, dependendo da etapa da vida na qual a deficiência de testosterona ocorra. Na mulher, os hormônios androgênicos DHEA e testosterona decrescem lenta e progressivamente a partir da quarta década, e por toda a vida. O declínio dos androgênios pode gerar um estado de deficiência que se manifesta insidiosamente por diminuição da função sexual, do bem-estar e da energia, alterações na composição corporal com perda de massa muscular, ganho de gordura e perda de massa óssea.

Após a menopausa, a produção total de testosterona cai drasticamente, mas continua sendo produzida em menor quantidade pelas adrenais. De fato, cerca de 30% das mulheres apresentam desinteresse sexual após a menopausa e, embora, para isso, possam contribuir fatores culturais, psicológicos, afetivos e orgânicos, muitas pesquisas destacam a importância dos androgênios para a sexualidade feminina. Em 2001, o Consenso de Princeton, com base em ampla revisão da literatura, considerou que sintomas de desinteresse sexual, diminuição da libido, reduções no bem-estar, alterações de humor, falta de motivação e fadiga persistentes, não justificáveis por doenças psiquiátricas ou orgânicas e na presença de um *status* estrogênico normal, despertam a suspeita da síndrome de deficiência relativa de androgênios na mulher.

As mulheres devem apenas receber testosterona quando ainda menstruam ou quando fazem reposição de hormônios ovarianos na menopausa, como estradiol e progesterona. É preciso consultar o médico para saber as contraindicações.

ALTERAÇÕES LABORATORIAIS, SINTOMAS E SINAIS DE BAIXOS NÍVEIS DE TESTOSTERONA NA MULHER

- ✓ Diminuição ou perda do desejo sexual.
- ✓ Diminuição dos feromônios que são liberados através da pele para chamar atenção masculina quando a mulher está ovulando.
- ✓ Diminuição da autoestima e da autoconfiança.
- ✓ Falta de iniciativa e de vontade de se cuidar.
- ✓ Aumento de gordura corporal.
- ✓ Diminuição de massa muscular esquelética.
- ✓ Diminuição de massa óssea.
- ✓ Menor tônus muscular.
- ✓ Fraqueza.
- ✓ Diminuição do colesterol bom ou HDL.
- ✓ Aumento importante da Globulina Ligadora de Hormônio Sexual (SHBG).
- ✓ Diminuição de testosterona total e livre.
- ✓ Diminuição de dehidroepidrosterona e androstenediona.

OUTROS HORMÔNIOS ENVOLVIDOS NA LIBIDO FEMININA

DHEA: adesidroepiandrosterona, dehidroepiandrosterona, ou DHEA, do inglês *dehydroepiandrosterone*, é um hormônio esteroide produzido a partir do colesterol pelas glândulas adrenais, testículos, ovários, tecido adiposo, cérebro e pele. A DHEA serve como matéria-prima para a fabricação de todos os outros hormônios importantes secretados pelas glândulas adrenais. É a precursora da androstenediona, e esta, por sua vez, precursora da testosterona e dos estrógenos estrona e estradiol, aos quais a DHEA é quimicamente similar. É convertida em andrógeno, hormônio masculino, ou estrógeno, hormônio feminino, dependendo do sexo da pessoa, da idade e de outros fatores individuais. A DHEA é o esteroide precursor quase direto da testosterona e do estradiol, mas ela própria possui fraca ação androgênica.

Hormônios tireoideanos: comandam todo o metabolismo e são importantíssimos na regulação da libido. Mulheres com hipotireoidismo relatam ausência de desejo em geral.

Hormônio do crescimento e somatomedina C: o hormônio do crescimento, ou GH (*Growth Hormone*), é produzido pela hipófise. Diferentemente dos outros hormônios produzidos pela hipófise os quais costumam regular o funcionamento de glândulas, o hormônio do crescimento age no organismo como um todo, promovendo o crescimento das células em geral. Para essa função, atua em conjunto com uma substância intermediária, chamada somatomedina C ou IGF-1, produzida principalmente no fígado, mas também pelas células ósseas e musculares, por exemplo. Essa dupla, GH e IGF-1, promove grande parte do anabolismo do corpo, atuando em conjunto com a testosterona e, assim, promovendo a libido.

Ocitocina: é considerada o hormônio do amor e do prazer. Quando secretada na circulação, sensibiliza os músculos uterinos, aumentando a intensidade do orgasmo pela maior contração muscular. Em 2013, pesquisadores alemães publicaram um estudo no periódico *Proceedings of the National Academy of Sciences of USA*, mostrando que a ocitocina incentiva a fidelidade masculina. Os pesquisadores demonstraram que, se um homem tem concentração plasmática mais elevada de ocitocina, ele percebe sua parceira como sendo mais atraente do que outras mulheres. Dessa forma, a ocitocina também seria uma razão para um comportamento monogâmico relativamente comum em seres humanos. Carmichael e colaboradores (1994) estudaram participantes humanos engajados no intercurso sexual enquanto controlam o nível de ocitocina no sangue. Havia correlação positiva entre o número e a intensidade de orgasmos e os níveis de ocitocina no plasma tanto nos homens como nas mulheres. A ocitocina também reduz os estímulos de ansiedade ao inibir o centro do medo no cérebro.

Progesterona: hormônio *feel good,* ou seja, do bem-estar – notem que a progesterona é diferente de qualquer progestogênio contido nos anticoncepcionais. Tem papel importantíssimo no bem-estar, provocando o relaxamento por elevar o GABA, um neurotransmissor importante para o prazer, tendo em vista que uma mulher irritada e ansiosa não terá prazer.

Estradiol: é o principal hormônio sexual feminino, sendo que seu déficit leva à falta de libido, ao ressecamento vaginal e à dificuldade de orgasmo, como ocorre na menopausa e na remoção cirúrgica dos ovários. Por outro lado, excesso de estrogênio tende a deixar a mulher mais irritada e ansiosa, o que não colabora com o desejo sexual. Mulheres obesas tendem a produzir mais estrogênios, considerando-se a maior quantidade de adipócitos, as células de gordura.

Estriol: diferentemente de outros estrogênios, o estriol apresenta ação de curta duração, uma vez que apresenta apenas um curto tempo de retenção nos núcleos das células endometriais, sendo importante na lubrificação vaginal, por induzir a normalização do epitélio urogenital; além disso, ajuda a restauração da microflora normal e do pH fisiológico da vagina.

Prolactina: o excesso, como na amamentação, bloqueia a ação da testosterona e do estradiol/progesterona. Remédios para dormir, antidepressivos, ansiolíticos e estresse podem elevar a prolactina.

Melanotrofina: hormônio que dá cor à pele e também está envolvido na libido.

Dihidrotestosterona: metabólito da testosterona e quatro vezes mais potente que ela. Ficou muito conhecido com o surgimento da finasterida para queda de cabelo, a qual bloqueia esse hormônio e pode influenciar na libido e o orgasmo dessa forma, se usada em mulheres.

Cortisol: secretado pelas glândulas adrenais, influi na libido indiretamente, pois gera energia ao longo do dia, sendo muito importante ter níveis ideais, ou seja, nem baixos e nem elevados, a fim de se sentir com disposição na hora do ato sexual. Níveis elevados bloqueiam testosterona e podem impactar na libido também.

Insulina: níveis altos desse hormônio podem aumentar a quantidade de testosterona livre na mulher, portanto, é possível que mulheres obesas tenham a libido aumentada por ter mais testosterona livre. Porém, tais mulheres podem desenvolver problemas de imagem e autoestima, além de alterações de neurotransmissores dopamina, acetilcolina e GABA, em função de inflamação, glicação do organismo gerada pelas células de gordura em excesso, processo conhecido como neuropatia.

A PREDOMINÂNCIA ESTROGÊNICA

A pouco conhecida predominância estrogênica, ou excesso de estrogênio, caminha junto com a deficiência de progesterona. Em geral, ocorre alguns dias antes da menstruação, a TPM. Mas, em alguns casos, pode ocorrer durante vários dias do mês, independente da menstruação.

Sintomas da predominância estrogênica com déficit de progesterona:

- ✓ Retenção de líquidos
- ✓ Seios inchados
- ✓ Dores de cabeça
- ✓ Alterações no humor
- ✓ Perda da libido
- ✓ Padrões insatisfatórios de sono
- ✓ Compulsão por açúcar

A progesterona é tão importante porque é o hormônio da calma na mulher, atuando em equilíbrios com os estrogênios. Por outro lado, mulheres com muita progesterona tendem a ser passivas demais, o que pode influenciar na vida pessoal e profissional. Por isso, o velho clichê aqui também é válido: equilíbrio é tudo.

CAUSAS DE PREDOMINÂNCIA ESTROGÊNICA

1) Agentes do meio ambiente: o mundo moderno colocou em contato com as pessoas uma quantia incerta de substâncias que se comportam como hormônios fracos, denominados de xenoestrogênios. A maioria dessas substâncias vem de produtos derivados da indústria petroquímica. Os plásticos ocupam o primeiro lugar nessa lista pela continuidade de nossa exposição a eles. Também são importantes os pesticidas e agrotóxicos em geral. O mais famoso contaminante é o bisfenol A, que está presente em alguns tipos de plásticos, principalmente em garrafas PET. Quando submetidos a temperaturas extremas, são liberados e podem bloquear os receptores para a testosterona, além causar predominância estrogênica. Sabe aquela garrafinha plástica com água que fica "fritando" no seu carro? Então, saiba que ela está lotada de bisfenol. Prefira garrafas de vidro ou compre garrafas BPA *free*.

2) Hormônios utilizados na criação de animais, especialmente o gado confinado e as aves de granja de escala industrial.

3) Utilização de substâncias estrogênicas para fins médicos, pílulas anticoncepcionais e medicamentos de reposição hormonal à base de etinil estradiol e assemelhados.

4) Problemas hormonais induzidos pelo estresse, uma vez que o cortisol é um hormônio que faz parte da rede de metabolização dos hormônios esteroides.

5) Equívocos alimentares, principalmente o uso de açúcar, farináceos não integrais e carboidratos em excesso de modo geral, que aumentam insulina, o que aumenta a fração de estrogênios livres.

6) Fitoestrogênios impróprios para o consumo humano, principalmente as isoflavonas da soja, naqueles derivados não fermentados, ou seja, os mais utilizados na sociedade de consumo, leite de soja, fórmulas infantis com soja, lecitina de soja, carne de soja etc. O processo de fermentação transforma a genisitina em genisteína, além de reduzir a ação dos antinutrientes ácido fítico e inibidores da tripsina. Exemplos: tofu e missô.

7) O bisfenol A está presente em alguns tipos de plástico e, quando submetidos a temperaturas extremas, são liberados e podem bloquear os receptores para a testosterona.

INTERFERÊNCIA DA PREDOMINÂNCIA ESTROGÊNICA NA SAÚDE DA MULHER

- ✓ Síndrome de ovários policísticos: existe um conjunto de sintomas relacionados à ausência de ciclos ovulatórios, acnes e espinhas, principalmente na face, cólicas no fluxo menstrual etc. Tratamento: progesterona biodêntica transdérmica.
- ✓ Síndrome dos transtornos relacionados com o fluxo menstrual: a denominação TPM é demasiadamente imprecisa

e não deveria ser utilizada, pois leva a um entendimento equivocado e perverso de que a menstruação é a causa de problemas na saúde feminina. Na verdade, a menstruação é apenas um marco do processo fisiológico natural. Os sintomas ao redor do fluxo são originados de um processo de desequilíbrio de forças hormonais que favorecem oscilações de humor, dores de cabeça, cólicas etc. Tratamento: progesterona natural.

- ✓ Miomas: o crescimento anormal de massas de tecido muscular no corpo do útero que, geralmente, se manifesta em torno de dez anos antes do climatério, já é uma expressão da predominância estrogênica que precisa ser reparada a tempo de evitar problemas potencialmente mais graves. Tratamento: progesterona natural.
- ✓ Endometriose: é um quadro de intenso desconforto abdominal, originado pela presença de ilhotas de mucosa do endométrio, que é a camada interna do útero, junto a porções internas do abdômen, muitas vezes presas aos ovários, às trompas e no peritônio, membrana que cobre todos os órgãos do abdômen. É causa comum de infertilidade, e está cada vez mais frequente. Tratamento: progesterona natural.
- ✓ Câncer: o câncer de mama é o pior de todos os quadros possíveis de um desequilíbrio hormonal do tipo predominância estrogênico. Os estudos mais sérios acusam o estradiol e seus assemelhados industriais, sendo etinil estradiol o mais comum, como os grandes causadores de câncer de mama, e também de endométrio. Tratamento preventivo: progesterona natural em mulheres com sinais de hipestrogenismo.

Colaborador: Dr. Mauricio Aurelio Gomes Heleno

NEUROTRANSMISSORES ENVOLVIDOS NA LIBIDO

Dopamina: o estágio da libido relaciona-se extremamente ao desejo por sexo, sendo considerado um fenômeno mediado pelas vias dopaminérgicas centrais ligadas aos mecanismos de recompensa. Acredita-se que esta via, denominada via mesolímbica, media não somente os mecanismos do desejo sexual, mas o orgasmo (NEVES et al., 2004). A dopamina é sintetizada em uma região do cérebro chamada *substantia nigra* e áreas subjacentes. Suas moléculas têm ação estimulante, causando euforia, fluidez da fala e excitação. Sua deficiência diminui a libido. Suplementos que modulam a dopamina L-tirosina; L-fenilalanina; rhodiola rosea; tiamina; cromo; ginkgo biloba; yohimbina; L-dopa (*Mucuna pruriens*), estrogênios, testosterona e hormônios tiroidianos, se detectadas alterações laboratoriais.

Serotonina: a serotonina é sintetizada pelos neurônios localizados no tronco encefálico, no núcleo da rafe, e atua em diversas partes do organismo. Cientistas pesquisando sobre os distúrbios do sono e a depressão descobriram que o excesso de serotonina, ao atuar no hipotálamo, leva à falta de apetite sexual.

Adrenalina: a excitação que se sente quando se interessa sexualmente por alguém, com o coração disparado, as pupilas dilatadas e palidez, pode ter certeza, é a adrenalina que entrou em ação. Esse neurotransmissor do sistema nervoso autônomo simpático é produzido nas adrenais e liberado em momentos de excitação, inclusive a sexual. Seu papel é empurrar sangue para os músculos e cérebro, contraindo os vasos sanguíneos e preparando o corpo para a ação.

Acetilcolina: a depleção de acetilcolina afeta a capacidade de concentração para o sexo e, particularmente, a excitação, além de prejudicar a lubrificação vaginal. Pode ser modulada com acetil-L-carnitina; fosfatidilserina; ácido lipoico; ômega 3; manganês; ginkgo biloba.

GABA: o orgasmo é controlado por níveis endógenos de GABA, cuja ausência compromete o relaxamento e o orgasmo. Compostos GABA-estimulantes podem auxiliar a aumentar os níveis de dopamina e elevar a satisfação sexual. Pode ser modulado por inositol; kava kava; L-taurina; L-theanina; gabapentina; progesterona; pregnenolona.

OUTRAS CAUSAS DE DISFUNÇÃO SEXUAL EM MULHERES

Alterações vasculares: provocam diminuição no fluxo sanguíneo da vagina e do clitóris, resultam na perda da musculatura lisa, produzem sintomas de secura vaginal e dor no intercurso sexual. Qualquer traumatismo nas artérias pudendas ou íleo-hipogástricas provenientes de fraturas pélvicas e injúrias cirúrgicas podem resultar em diminuição do fluxo sanguíneo vaginal e clitoridiano, ocasionando o surgimento da disfunção sexual feminina (BERMAN & GOLDSTEIN, 2001).

Causas neurológicas: incluem as lesões medulares e as doenças do sistema nervoso central ou periférico. Em uma lesão medular incompleta, a capacidade psicológica de excitação e a lubrificação vaginal são preservadas.

Alterações hormonais: disfunção no eixo hipotálamo-hipófise, castrações cirúrgicas ou medicamentosas, falência ovariana precoce e estados hipoestrogênicos são algumas condições hormonais que podem desencadear as disfunções sexuais femininas (CLAYTON, 2003). As queixas sexuais mais comuns associadas à deficiência de estrogênio ou testosterona são: ressecamento vaginal, diminuição do desejo e disfunção da excitação (MIN et al., 2001). O estrogênio é o responsável pela integridade da mucosa vaginal, vasocongestão adequada, assim como pela produção de secreções vaginais a qual resulta na adequada lubrificação vaginal e na agradável sensação de bem-estar vaginal (DAVIS, 2000; MIN et al., 2001).

Muscular: alguns músculos que formam o assoalho pélvico, em particular o músculo elevador do ânus e os músculos perineais, participam da função e resposta sexual feminina. Os músculos bulbocavernoso e isquiocavernoso que compõem a musculatura perineal, quando voluntariamente contraídos, contribuem, assim como incrementam, na excitação e no orgasmo. Por esse motivo, técnicas de contração dessa musculatura, como ocorre no pompoarismo, podem ajudar.

Psicossocial: os fatores emocionais e relacionais podem alterar a resposta sexual feminina, mesmo num organismo sadio. As dificuldades podem ser de ordem pessoal ou relacional, ou seja, dificuldade de comunicação entre os parceiros (PHILLIPS, 2000). A falta de conhecimento sobre a própria sexualidade, a desinformação sobre a fisiologia da resposta sexual, as lutas pelo poder e, sobretudo, os conflitos conjugais são capazes de desencadear sérios problemas emocionais nas mulheres e, consequentemente, alterar a sua resposta sexual. Por outro lado, a vigência de mitos e tabus em relação à sexualidade, e algumas crenças religiosas que punem irracionalmente a mulher, podem afetar de maneira significativa a sua sexualidade (ANASTASIADIS, et al., 2002). Conflitos de identidade sexual, história de abuso sexual e restrições sociais também podem interferir na resposta sexual feminina (CAVALCANTI & CAVALCANTI, 1992). De acordo com o novo modelo de resposta sexual feminina proposto por Basson (2000), o contexto relacional, os aspectos emocionais, o subjetivismo vinculado à excitação sexual feminina e a intimidade como reforçadora do desejo são características que enfatizam a grande participação do componente psicológico na resposta sexual feminina.

Condições uroginecológicas: como incontinência urinária, cistites, infecções urinárias e vulvovaginites, causam desconforto levando, consequentemente, à disfunção ou à diminuição da atividade sexual. O câncer ginecológico, o câncer da mama e as cirurgias ginecológicas são capazes de comprometer física e psicologicamente os símbolos de feminilidade, podendo resultar em disfunção sexual (PHILLIPS, 2000).

Vaginismo e dispareunia: vaginismo é o espasmo involuntário recorrente ou persistente da musculatura do terço inferior da vagina, o que interfere no intercurso sexual causando acentuado sofrimento ou dificuldade interpessoal (American Psychiatric Association, 1994). Dispareunia é a dor genital recorrente ou persistente associada ao intercurso sexual. A perturbação causa acentuado sofrimento ou dificuldade interpessoal (American Psychiatric Association, 1994). É uma disfunção sexual difícil de ser avaliada, e sua etiologia permanece ainda bastante relacionada aos fatores orgânicos.

MEDICAMENTOS QUE PODEM INFLUENCIAR A LIBIDO FEMININA

A lista de medicamentos que podem prejudicar a libido da mulher é extensa, incluindo até mesmo um simples antigripal. Confira alguns medicamentos que talvez interfiram na vida sexual feminina, reduzindo a libido ou mesmo impedindo o orgasmo.

Ansiolíticos

Uso: os tranquilizantes ou ansiolíticos como o clonazepam são usados para diminuir a ansiedade e a tensão, pois contêm agentes miorrelaxantes que atuam na musculatura e nas artérias, diminuindo a ação dos neurotransmissores excitatórios.

Efeitos colaterais: como agem diretamente no sistema nervoso central, esses medicamentos têm o efeito de "desacelerar os neurônios" e, dessa forma, reduzem também a libido.

Antidepressivos

Uso: inibem a recaptação da serotonina, sendo prescritos nos casos de depressão, transtorno obsessivo-compulsivo e bulimia.

Efeitos colaterais: é a principal classe de medicamentos que pode causar problemas em relação ao desejo sexual em mulheres. Em especial, os inibidores seletivos da recaptação da serotonina. Pela alteração nos níveis dos neurotransmissores, esses medicamentos afetam o desejo e a resposta sexual da paciente, reduzindo drasticamente sua libido.

Anti-hipertensivos

O processo de ereção é mediado por meio de impulsos do nervo simpático (adrenalina); sendo assim, não surpreende que a utilização de agentes hipotensores com ação de bloquear a adrenalina promova disfunção sexual, por exemplo, alfa-metildopa, propranolol. Diuréticos, como espironolactona e tiazídicos, também podem impactar no desejo. Inibidores de ECA, como o captopril, não parecem diminuir o desejo. É importante lembrar que, em nenhuma hipótese, a paciente deve interromper, por conta própria, o uso de sua medicação. Tal procedimento pode trazer consequências graves.

Estatinas

Uso: as estatinas são os medicamentos para redução de colesterol mais utilizados em todo o mundo. Esses medicamentos atuam inibindo a enzima HMG-CoA redutase, fundamental para a síntese do colesterol dentro das células, o que induz o fígado a remover as partículas de colesterol da circulação sanguínea. Desse modo, as concentrações plasmáticas de colesterol (colesterolemia) diminuem.

Efeitos colaterais: o córtex adrenal produz os hormônios sexuais, inclusive a testosterona, os estrógenos e a progesterona, a partir do colesterol. Assim, frente à redução do colesterol – devido ao uso de estatinas –, podemos esperar que ocorra uma disfunção na produção dos hormônios sexuais, o que pode levar à redução da libido, à infertilidade e a outros problemas do aparelho reprodutor.

Anticoncepcionais

Mais de 40% das mulheres que tomam esporadicamente pílulas anticoncepcionais experimentam perda de libido. A pílula reduz a testosterona, que regula o desejo sexual. É necessário visitar o médico se o uso da pílula for a questão. Ele pode prescrever um tipo diferente de anticoncepcional, que, geralmente, resolve o problema.

Álcool e outras drogas

O consumo de bebidas alcoólicas em nosso meio fez com que o álcool se tornasse a substância mais estudada quanto a sua ação no desempenho sexual. Seu consumo sempre esteve associado à facilitação do comportamento e do desejo sexual. Muitas mulheres afirmam que o álcool aumenta seu prazer sexual. Por outro lado, estudos com marcadores fisiológicos indicam o oposto, isto é, quanto maior a quantidade de álcool, menor o prazer sexual e a capacidade de atingir o orgasmo. O álcool é considerado prejudicial ao desempenho sexual, uma vez que sua ação depressora do sistema nervoso central contribui, direta ou indiretamente, para a disfunção da ereção clitoriana, a redução da secreção vaginal, do desempenho sexual e outras disfunções sexuais. O uso crônico de cocaína, ecstasy, anfetaminas, maconha, por influenciar em diversos neurotransmissores também pode influenciar negativamente no desejo.

Xenoestrógenos

A palavra "xenoestrógeno" se refere a uma série de substâncias químicas tóxicas produzidas pelo homem, as quais confundem os receptores celulares dos estrogênios no organismo, interferindo nas mensagens bioquímicas naturais. Podem ser compostos similares ao estrógeno ou terem a habilidade de mimetizar ou bloquear a atividade dos hormônios naturais. Xenoestrógenos, como o bisfenol, estão presentes em alguns tipos de plásticos e, quando submetidos a temperaturas extremas, são liberados e podem bloquear os receptores para a testosterona.

COMO É O TRATAMENTO PARA DISFUNÇÃO SEXUAL FEMININA

- Investigação de patologias que possam interferir na função sexual com neuropatias, hipotireoidismo e outras doenças endócrinas, alterações ginecológicas, vasculares, musculares, cardiopatias, diabetes mellitus e transtornos psiquiátricos como depressão e ansiedade.
- Melhoria no estilo de vida.
- Eliminação de alérgenos alimentares buscando alimentos íntegros, naturais, sem conservantes e outros aditivos. Os

alérgenos mais comuns são caseína, proteína do leite, glúten, soja e amendoim. Pode ser interessante retirar tais alimentos da dieta por um determinado tempo, com acompanhamento de um profissional de nutrição para avaliar os resultados.
- Restrição de açúcar e carboidratos refinados.
- Eliminação de gordura trans da dieta.
- Emagrecimento.
- Fortalecimento muscular.
- Prática de exercícios de alta intensidade (HIIT).
- Melhorar a qualidade do sono com correção de hábitos, como não se exercitar à noite, evitar substâncias estimulantes depois das 16 horas, como chá verde, preto, mate e cafeína, e não se expor à luz intensa de telefones celulares, computadores e televisores próximo ao horário de dormir, tendo em vista que esse tipo de luz bloqueia a melatonina, hormônio que regula nosso sono. Usar, se necessário, substâncias naturais, como passiflora, valeriana, taurina, teanina, inositol e melatonina, sempre com acompanhamento médico e nutricional. Evitar uso de medicamentos controlados e tarja preta.
- Tratamento psicológico.
- Gerenciamento do estresse, visando à correção dos níveis de cortisol que podem interferir diretamente na libido. Meditação e ioga, por exemplo, são excelentes práticas.
- Uso de fitoterápicos e aminoácidos que modulam a dopamina, GABA, acetilcolina e serotonina.
- Reposição de testosterona se necessário, com acompanhamento médico depois de excluídas as contraindicações.
- Reposição de hormônios na menopausa, preferencialmente com hormônios isomoleculares bioidênticos, como estradiol, estriol e progesterona depois de excluídas as contraindicações.
- Reposição de DHEA, se necessário.

- A flibanserina atua modulando a dopamina, serotonina e noradrenalina e foi o primeiro medicamento aprovado pelo FDA para disfunção sexual feminina. Esse medicamento tem dois alvos farmacológicos principais no cérebro, os receptores 5-HT1A (agonismo) e os receptores 5-HT2A (antagonismo). A flibanserina age sobre esses receptores, preferencialmente, em áreas seletivas do cérebro.

CONCLUSÃO

Como se estivéssemos tendo uma longa consulta no consultório de cada um dos médicos especialistas que aqui se dispuseram a nos atender e orientar, terminamos esta leitura com uma gama de informações preciosas que irão nos ajudar a ter uma vida mais saudável e com qualidade.

Vimos que estamos numa era de imediatismo, o que nos leva a querer soluções milagrosas e que, para isso, nosso corpo paga um alto preço. Ainda bem que médicos e pacientes já perceberam que está na hora de mudar. Assim, sabem que o médico do futuro não é o detentor das informações e que o paciente precisa ser mais participativo e responsável pelo seu bem-estar. O paciente do futuro sabe que não adianta tomar medicamentos se não mudar de hábitos.

Tomamos conhecimento da importância das nossas escolhas, entendendo que a ditadura da magreza não existe e que cada indivíduo tem necessidades diferentes para uma alimentação adequada. Sabemos, agora, que envelhecer bem é muito diferente de ficar velho.

Desvendamos mitos conceituais, referentes à alimentação e às informações equivocadas. Temos uma nova visão do que são os carboidratos, as proteínas, as gorduras, os sais e os açúcares e de como eles agem no organismo. Recebemos informações sobre refrigerantes e *fast-foods*, e o problema que é ingerir "produtos" em vez de "comida de verdade".

Agora entendemos quantos hormônios regem a grande orquestra que é o nosso corpo e como eles podem nos ajudar a ter uma vida melhor. Temos noção do que nos faz engordar e do que não nos deixa emagrecer e sabemos que somos responsáveis pelo que ingerimos.

Por fim, mas não menos importante, adquirimos novos conhecimentos sobre a sexualidade, a libido, o orgasmo e as disfunções sexuais. Entendemos um pouco mais sobre a sexualidade masculina e a feminina, concluindo que sexo é vital!

E agora? O que fazer?

Respirar fundo e começar a mudar!

Perseverança e constância são as palavras-chaves para dar o primeiro passo no caminho que nos conduzirá a uma vida equilibrada, plena e feliz!

Gostaria de agradecer ao Dr. Maurício Aurelio Gomes Heleno, assessor científico do Dr. Roberto Amaral e pesquisador de artigos científicos.

GLOSSÁRIO

ácido gama-aminobutírico Aminoácido naturalmente existente no organismo, que interfere na neurotransmissão nervosa e estimula a síntese de hormonas anabólicas, como hormona do crescimento e testosterona. Seu aumento contribui para o ganho de massa muscular, relaxamento, melhora de humor, tratamento da ansiedade, regeneração de fibras musculares etc.

adipócitos *Células adiposas* ou *adipócitos* são células que armazenam gorduras e regulam a temperatura corporal.

alfa-melanócito Hormônio que tem entre suas funções suprimir o apetite, sendo estimulado pela leptina e por sono adequado.

aminoácidos São moléculas orgânicas, compostos quaternários de carbono, hidrogênio, oxigênio e nitrogênio, às vezes contêm enxofre. Contribuem no transporte de substâncias e na melhora do sistema imunológico.

androstenediona A androstenediona é um hormônio esteroide de 19-carbonos produzido nas glândulas suprarrenais e nas gônadas, como um passo intermediário na via metabólica que produz o andrógeno testosterona e os estrógenos estrona e estradiol. Em níveis elevados, pode causar síndrome do ovário policístico, tumores virilizantes (valores extremamente aumentados), síndrome de Stein-Leventhal, hiperplasia ovariana estromal, síndrome de Cushing, tumores ectópicos produtores de ACTH.

apomorfina — A apomorfina foi sintetizada a partir da morfina no século XIX e utilizada como tranquilizante em animais. Desde então tem sido usada em vários relatos, como emético, sedativo e afrodisíaco, ajudando a induzir ereções.

betaendorfinas — Betaendorfinas são neurotransmissores endógenos encontrados nos neurônios do sistema nervoso central e no sistema nervoso periférico. Seus principais efeitos são diminuição da sensação dolorosa e facilitação de sensações de relaxamento e bem-estar.

bupropiona — A bupropiona é um medicamento composto por cloridrato de bupropiona utilizado no tratamento da depressão. Apesar de ser um antidepressivo, também é bastante usado para efeitos de emagrecimento e dependência do tabaco, uma vez que controla a ansiedade.

carcinomas ovarianos — O carcinoma é o tipo de câncer mais comum nos seres humanos, podendo surgir em praticamente todos os tecidos do corpo. Chamamos de carcinoma o câncer que se origina de um tecido epitelial, ou seja, o tecido que recobre nossa pele e a maioria dos nossos órgãos.
Câncer de ovário é o câncer ginecológico mais difícil de ser diagnosticado e o mais letal. Sua incidência está associada a fatores genéticos, hormonais e ambientais.

caseína — A caseína é uma proteína encontrada com frequência no leite dos mamíferos, sendo cerca de 80% da proteína encontrada no leite de vaca e entre 20% e 45% no leite humano. Geralmente consumida antes de dormir e ao acordar, é altamente nutritiva e pode ser usada para saciar o apetite e aumentar o ganho de massa muscular.

citocinas inflamatórias — Extenso grupo de moléculas envolvidas na emissão de sinais entre as células durante o desencadeamento das respostas imunes. As citocinas são produzidas durante a fase de ativação a efetora da imunidade para mediar e regular a resposta inflamatória e imunitária.

citocinas proinflamatórias	A proteína C reativa (PCR) tem funções pró e anti-inflamatórias, promovendo a interação entre imunidades humoral e celular. É produzida no fígado.
dextrose	A dextrose é um carboidrato simples, basicamente responsável por fornecer energia para que o corpo transporte glicose e outras moléculas essenciais para o funcionamento das células. A dextrose é um dos suplementos mais utilizados pelos praticantes de academia e exercícios aeróbicos, mas é preciso ficar atento para não ingeri-la de maneira irregular.
DHEA	Do inglês *dehydroepiandrosterone,* é um hormônio esteroide produzido a partir do colesterol pelas glândulas adrenais (ou suprarrenais), gônadas, tecido adiposo, cérebro e pele. Ajuda a prevenir/retardar os problemas de saúde que acompanham o envelhecimento.
dihidrotestosterona	DHT é responsável já no útero pela formação das características específicas masculinas. A dihidrotestosterona (DHT) também é importante para as características geralmente atribuídas a homens, como voz grossa e pelos na face e no corpo. Também desempenha papel crucial no desejo sexual e no crescimento do tecido muscular (efeitos anabolizantes).
disruptores endócrinos	São substâncias químicas capazes de interferir no sistema endócrino do organismo.
doenças autoimunes	Uma doença autoimune é uma condição que ocorre quando o sistema imunológico ataca e destrói tecidos saudáveis do corpo por engano, como vitiligo, diabetes tipo 1, lúpus etc.
enzima 5 alfarredutase	5-alfarredutase é uma enzima que converte a testosterona, o hormônio sexual masculino, em outro mais potente, a dihidrotestosterona.
estradiol	É um hormônio sexual e esteroide, o principal hormônio feminino. É importante na regulação dos ciclos estral e menstrual, essencial para o desenvolvimento e a manutenção dos tecidos reprodutivos femininos e em outros tecidos, inclusive o ósseo.

estriol O estriol é apenas um escasso subproduto do metabolismo da estrona. Durante a gravidez, a placenta é a principal fonte de estrógenos, e o estriol passa a ser produzido em miligramas, e não mais em microgramas.

fase lútea A fase lútea, também chamada luteínica, é a terceira e última fase do ciclo menstrual. Começa com a formação do corpo lúteo do dia em que ocorre a ovulação ao primeiro dia do próximo ciclo menstrual.

fitoestrogênico Fitoestrogênio é um grupo de substâncias encontrado nas plantas. *Phyto* é o nome grego para plantas. Elas são chamadas "estrogênio" porque agem como versão mais fraca do estrogênio humano, ou o hormônio sexual que controla o ciclo reprodutivo.

Fosfatidilcolina A fosfatidilcolina é uma lipoproteína retirada das membranas celulares e que influi no funcionamento e na integridade das membranas, inclusive no transporte realizado através dela (para dentro e fora das células). A substância é usada para realizar tratamentos relacionados ao fígado, às doenças cardiovasculares, à arteriosclerose e à angina do peito.

GABA *Gamma-AminoButyric Acid*. Ele desempenha um papel importante na regulação da excitabilidade neuronal ao longo de todo o sistema nervoso. Nos seres humanos, o GABA também é diretamente responsável pela regulação do tônus muscular.

hematopoiético O tecido hematopoiético (do grego *hematos*, sangue, e *poese*, formação, origem) é um tipo de tecido conjuntivo responsável pela produção de células sanguíneas e da linfa, e localiza-se no interior de alguns tipos de ossos. Esse tecido é o precursor da medula óssea vermelha.

hipófise — A hipófise é uma pequena glândula em forma de feijão localizada abaixo do cérebro, na base do crânio, em uma área chamada sela túrcica. A glândula é controlada por uma região do cérebro chamada hipotálamo, e ambas estão ligadas por uma delicada e fina conexão chamada de haste hipofisária.
Pesando menos de um grama e medindo um centímetro de largura, a glândula pituitária é, muitas vezes, chamada de a glândula "mestre", uma vez que controla a secreção dos hormônios do corpo.

hipotálamo — O hipotálamo é uma região do encéfalo dos mamíferos localizado abaixo do tálamo e acima da hipófise (no interior central dos dois hemisférios cerebrais). Ele é considerado uma das mais importantes estruturas do sistema nervoso central.

inflamação subclínica — Inflamação subclínica, ou inflamação crônica, é de baixo grau e sistêmica, frequentemente danificando os tecidos durante longo período.

L-dopa — A levodopa ou L-dopa é um fármaco do grupo dos antiparkinsonianos usado no tratamento das síndromes parkinsonianas e na ambliopia irreversível.

linfócitos — Os linfócitos são um tipo de célula de defesa do organismo, também conhecidos como glóbulos brancos, produzidos em maior quantidade quando existe uma infecção, sendo, por isso, bons indicadores do estado de saúde do paciente.

lipopolissacarídeos — Lipopolissacarídeo, ou lipoglicano, é uma molécula de grandes dimensões constituída de um lípido e um polissacarídeo unidos por uma ligação covalente.

L-tirosina — A tirosina, ou L-tirosina, é um aminoácido não essencial que o organismo sintetiza a partir da fenilalanina, outro aminoácido. É importante para a formação da estrutura de todas as proteínas do corpo.

luteína A luteína ou lipocromo, de tonalidade amarelo-limão, é um carotenoide presente em alguns vegetais, como espinafre, ervilha, brócolis, e em alguns frutos, por exemplo, laranja, mamão, pêssego e kiwi, além da gema de ovo. É um dos responsáveis pela pigmentação desses mesmos vegetais, sendo utilizado na medicina como antioxidante, notadamente no tratamento da degenerescência macular da idade, e pode melhorar ou prevenir a degeneração ocular.

macrófagos Células de grandes dimensões do tecido conjuntivo, ricos em lisossomas que fagocitam elementos estranhos ao corpo. Intervêm na defesa do organismo contra infecções.

maltodextrina É um carboidrato complexo que mantém os níveis de energia constantes durante atividade física e melhora a recuperação muscular após os exercícios.

neurotransmissores Substâncias químicas produzidas pelos neurônios. Agem nas sinapses, que são o ponto de junção do neurônio com outra célula.

nutrigenômica É a ciência que estuda genes específicos e componentes bioativos dos alimentos e suas possíveis interações. Os estudos da nutrigenômica determinam a influência dos componentes da dieta no genoma humano.

pregnenolona A pregnenolona é um hormônio natural produzido no cérebro, e também existe em forma de suplemento. Ela ajuda a melhorar a memória e o sono, e pode reduzir o estresse, a ansiedade e a depressão. Também pode ajudar no tratamento dos sintomas associados à artrite e à menopausa.

retroalimentação negativa Como sugere o nome *feedback*, a retroalimentação consiste em "realimentar". Quando a saída é menor do que a entrada, é chamada retroalimentação negativa. A retroalimentação é um procedimento existente em diversos tipos de sistemas, sejam eles biológicos, econômicos, elétricos (circuitos), sociais ou outros.

ribose — Ribose é um açúcar único de 5 carbonos, que ocorre naturalmente em todas as células vivas e forma a porção de carboidrato do DNA e do RNA. Inicia o processo metabólico para a criação de ATP, fonte de energia das células semelhante à creatina.

selegilina — Selegilina é um moderno antiparkinsoniano que parece agir inibindo de forma irreversível a enzima monoamino oxidase B, acarretando a degradação da dopamina no cérebro.

somatomedina — A IGF-1, também conhecida como somatomedina -C, é um hormônio polipeptídeo quase do mesmo tamanho da insulina e pertence à "superfamília" de substâncias conhecidas como "fatores de crescimento".

somatostatina — A somatostatina é um hormônio proteico produzido pelas células do pâncreas em lugares denominados Ilhotas de Langerhans. Ajuda a regular a glicemia e modula a secreção da insulina e do glucagon.

sorbitol — O sorbitol é um poliálcool, também chamado deglucitol. É encontrado naturalmente em diversas frutas, tais como a maçã. Pode ser obtido a partir da hidrogenação da glicose. Seu poder de adoçar é 50% menor que o da sacarose, sem, entretanto, causar cáries.

T3, T4 e TSH — TSH, T3, T4 são as siglas dos hormônios que podem indicar o funcionamento da tireoide. O exame de sangue para verificação é pedido, normalmente, pelo endocrinologista, para avaliar o funcionamento da tireoide, sendo, muitas vezes, solicitado quando se suspeita que a causa da dificuldade de se perder peso tenha relação com o hipotireoidismo.

zeaxantina — A zeaxantina é uma substância responsável pela cor de peixes, aves, flores e alimentos.
É encontrada predominantemente nos vegetais amarelos, alaranjados, vermelhos e verdes, tais como nectarina, laranja, mamão, pêssego, brócolis, couve-de-bruxelas, repolho, couve-flor, ervilha, milho, rúcula, ovo, dentre outros.

BIBLIOGRAFIA

1- New A.S., et al. *Dietary influences on bone metabolism: further evidence of a positive link between fruit and vegetable consumption and bone health?* Am. J. Clin. Nutr. 2000;71:142-51.

2- Iacono,G. M.D., et al. *Chronic constipation as a symptom of cow milk allergy.* The Journal of Pediatrics.1995; 126 (1): 34-39.

3- Gaby, A.R., M.D., *The role of hidden food allergy/intolerance in chronic disease.* Alt Med Rev, 1998; 3(2): 90-100.

4- Boris M, Mandel F.S. *Foods and additives are common causes of the attention deficit hyperactive disorder in children.* Ann Allergy, 1994; 72:462-468.

5- Nsouli, TM, Nsouli, SM, Linde, RE, et al. *Role of food allergy in serous otitis media.* Ann Allergy,1994; 73:215-219.

6- Ogle KA, Bullock JD. *Children with allergic rhinitis and/or bronchial asthma treated with elimination diet.* Ann Allergy, 1977; 39:8-11.

7- Ratner D, Eshel E, Vigder K. *Juvenile rheumatoid arthritis and milk allergy.* J R Soc Med, 1985; 78:410-413.

8- Monro J, Carini C, Brostoff J. *Migraine is a food allergy disease.* Lancet, 1984; 2:719-721

9- Barrow P.A. *The paratyphoid salmonellae.* Rev. sci. tech. Off. int. Epiz., 2000, 19, 351-375.

10- Commission Regulation (EC) No 1168/2006 of 31 July 2006 implementing Regulation (EC) No 2160/2003 as regards a Community target for the reduction of the prevalence of certain salmonella serotypes in laying hens of Gallus gallus and amending Regulation (EC) No 1003/2005.

11- Commission Regulation (EC) No 1177/2006 of 1 August 2006 implementing Regulation (EC) No 2160/2003 of the European Parliament and of the Council as regards requirements for the use of specific control methods in the framework of the national programmes for the control of salmonella in poultry.

12- *EFSA Working group*, The EFSA Journal (2006) 81, 1-71.

13- KNOTHE, G. KRAHL, J. GERPEN, J.V. Ramos, L. P.; *Manual de Biodiesel.* Ed. Edgard Blucher. São Paulo, 2006.

14- MORETTO, E; Feit, R.; *Tecnologia de Óleos e Gorduras Vegetais.* Livraria Varela, São Paulo, 1998.

Resolução ANP N°7, de 19-03-2008 – DOU 20-03-2008 (http://www.ello-combustiveis.com.br/pdf/resolucao_anp_n7_de_19.3.2008_dou20.3.2008.pdf - acessado em 27-06-2009).

15- FRANÇA NETO, J. de B.; HENNING, A.A. *DIACOM: diagnóstico completo da qualidade da semente de soja.* Londrina: EMBRAPA-CNPSo, 1992. 22p. (EMBRAPA-CNPSo. Circular Técnica, 10).

16- FRANÇA NETO, J. de B.; KRZYZANOWSKI, F.C.; COSTA, N.P. da; HENNING, A.A. *O teste de tetrazólio em sementes de soja.* Londrina: EMBRAPA-CNPSo, 1998. 72p. (EMBRAPA-CNPSo. Documentos, 116).

17- Ludwig DS. *Clinical update: the low-glycaemic-index diet.* Lancet. 2007; 369:890–2. A dieta de baixo índice glicêmico. Publicado no LANCET, uma das mais importantes revistas científicas do mundo.

18- Department of Nutrition at Harvard School of Public Health. The Nutrition Source Website, available: www. hsph.harvard.edu/nutritionsource. Revisado em maio de 2008. Centro de nutrição da escola de saúde pública de Harvard, uma das mais conceituadas universidades do mundo.
19- GUYTON, Arthur C.; HALL, John E. *Tratado de fisiologia médica*. 10. ed. Rio de Janeiro: Guanabara Koogan, 2002.
20- GANONG, Willian F. *Fisiologia médica*. 17. ed. São Paulo: Atheneu, 1998.
21- BAYNES, John W.; DOMINICZAK, Marek H. *Bioquímica Médica*. 2. ed. Rio de Janeiro: Elsevier, 2007.
22- FAUCI, Anthony S., (Edit.). *Harrison medicina interna*. 17. ed. Rio de Janeiro: McGraw-Hill, 2008. 2 v.
23- COTRAN, Ramzi S., KUMAR,Vinay, ROBBINS, Stanley L., SCHOEN, Frederick J., Robbins. *Patologia estrutural e funcional*. 5. ed. Rio de Janeiro: Guanabara Koogan; 1996.

24- SENA T. Os relatórios Masters & Johnson: gênero e as práticas psicoterapêuticas sexuais a partir da década de 70. *Rev. Estud. Fem.* vol.18 no.1, Florianópolis Jan/Abr, 2010.
http://www.scielo.br/scielo.php?script=sci_arttext&pid=S-0104-026X20100001000 14&lng=es&nrm=iso&tlng=pt
26- AMARAL NETO R.F. Como aumentar seus níveis de dopamina, a molécula da motivação.
http://www.robertofrancodoamaral.com.br/blog/page/2/
27- ALMEIDA O. Sex playing with the mind: effects of oestrogen and testosterone on mood and cognition. *Arq. Neuro-Psiquiatria*, São Paulo, v. 57, n. 3A, Sept. 1999.
http://www.scielo.br/scielo.php?script=sci_arttext&pid=S-0004-282X19990004000 28
28- OKADA K. Comprehensive evaluation of androgen replacement therapy in aging Japanese men with late-onset hypogonadism. *Aging Male,* Jun;17(2):72-5, 2014.

http://informahealthcare.com/doi/abs/10.3109/13685538.2014.888052

29- MORI M.E, COELHO V.L.D. Mulheres de Corpo e Alma: Aspectos Biopsicossociais da Meia-Idade Feminina. Universidade de Brasília. Psicologia: Reflexão e Crítica, 2004.
http://www.scielo.br/scielo.php?pid=S-0102-79722004000200006&script= sciarttext

30- AMARAL NETO, R.F. Testosterona e Libido na Mulher.
http://www.robertofrancodoamaral.com.br/blog/hormonios/testosterona-na-mulher/

31- BOLOUR S., BRAUNSTEIN G. Testosterone therapy in women: a review. *Int J Impot Res*. Sep-Oct;17(5):399-408, 2005.
http://www.ncbi.nlm.nih.gov/pubmed/15889125

32- GOWER B.A., NYMAN L. Associations among Oral Estrogen Use, Free Testosterone Concentration, and Lean Body Mass among Postmenopausal Women
http://jcem.endojournals.org/content/85/12/4476.abstract?sid=5854c16d-8f99-46b9-aaa0-3c65ab043c04

33- AMBLER D.R., BIEBER E.J., DIAMOND M.P. Sexual Function in Elderly Women: A Review of Current Literature. *Rev Obstet Gynecol*. 2012; 5(1): 16–27.
http://www.ncbi.nlm.nih.gov/pmc/articles/PMC3349920/

34- ABDO C.H.N., FLEURY H.J. Aspectos diagnósticos e terapêuticos das disfunções sexuais femininas. *Revista Psiquiátrica Clínica*. 162-167, 2006.
http://www.scielo.br/scielo.php?pid=S0101-60832006000300006&script=sci_arttext

35- SCHEELE D., WILLE A., KENDRICK K.M., STOFFEL-WAGNER B., BECKER B., GÜNTÜRKÜN O., MAIER W., HURLEMANN R. Oxytocin enhances brain reward system responses in men viewing the face of their female partner. *Proc Natl Acad Sci U S A*. 10;110(50):20308-13, 2013.
http://www.ncbi.nlm.nih.gov/pmc/articles/PMC3864312/

36- NEVES G., RATES S.M.K., FRAGAII C.A.M., BARREIRO E.J. Dopaminergic agents and erectile dysfunction treatment. *Quím. Nova* vol.27 no.6 São Paulo Nov./Dec. 2004.
http://www.scielo.br/scielo.php?script=sci_arttext&pid=S0100-042200400060002_0
37- THOMAS J.A. Pharmacological aspects of erectile dysfunction. *Jpn J Pharmacol*. Jun;89(2):101-12, 2002.
https://www.jstage.jst.go.jp/article/jjp/89/2/89_2_101/_article
38- CARMICHAEL M.S., WARBURTON V.L., DIXEN J., DAVIDSON J.M. Relationships among cardiovascular, muscular, and oxytocin responses during human sexual activity. Arch Sex Behav. 23(1):59-79, 1994.
http://www.ncbi.nlm.nih.gov/pubmed/8135652
39- JOSE MENDES ALDRIGHI, ANDRE ARPAD FALUDI & ANTONIO DE PADUA MANSUR. Doença Cardiovascular no Climatério. Editora Atheneu, 2005.

INFORMAÇÕES SOBRE NOSSAS PUBLICAÇÕES
E ÚLTIMOS LANÇAMENTOS

FACEBOOK.COM/EDITORAPANDORGA

TWITTER.COM/EDITORAPANDORGA

WWW.EDITORAPANDORGA.COM.BR

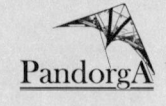

PandorgA